fesses, jambes, abdos

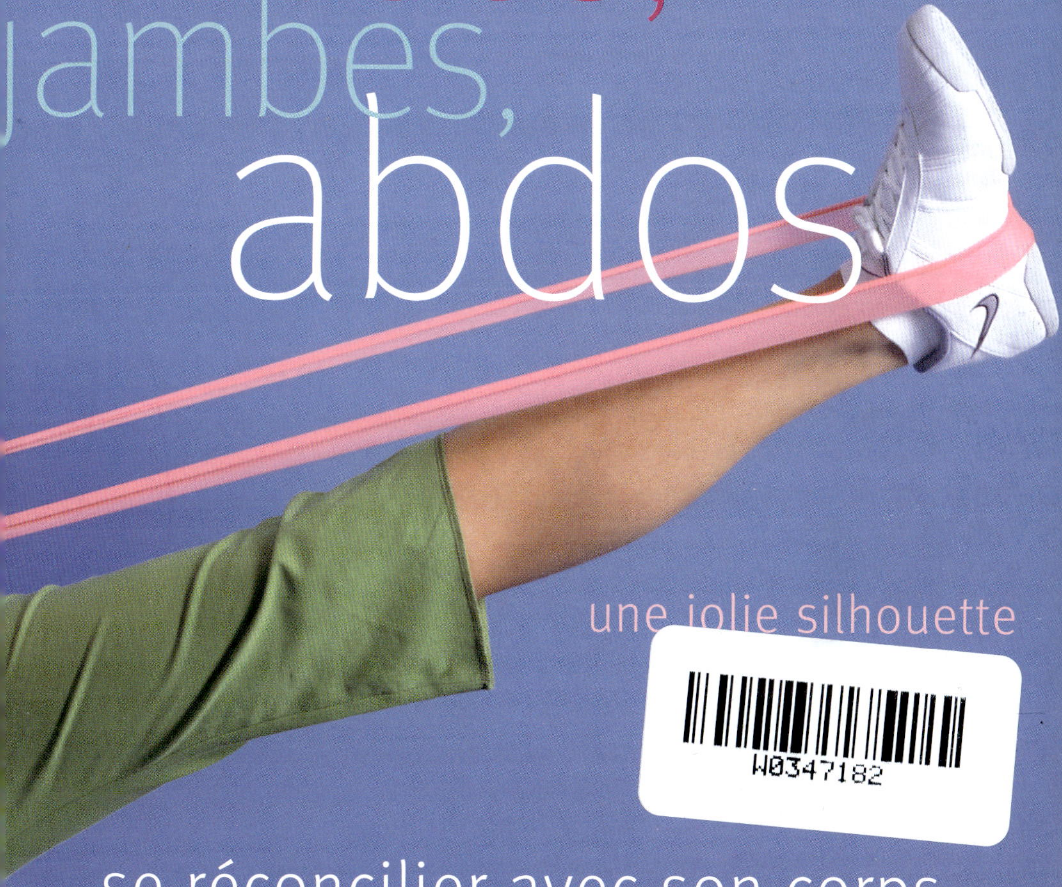

une jolie silhouette

se réconcilier avec son corps

Une pratique régulière de la gymnastique, une alimentation équilibrée, des soins corporels et la pratique d'un sport d'endurance vous permettront de lutter contre les rondeurs situées sur le ventre, les cuisses et les fesses.

Vite au top de sa forme

Un ventre plat

De belles jambes

Des fesses fermes

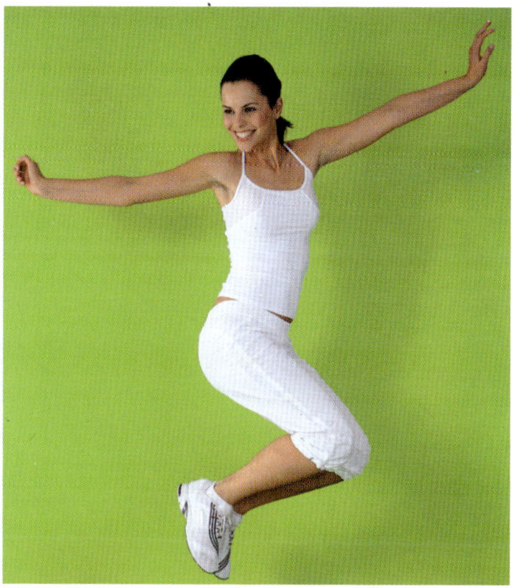

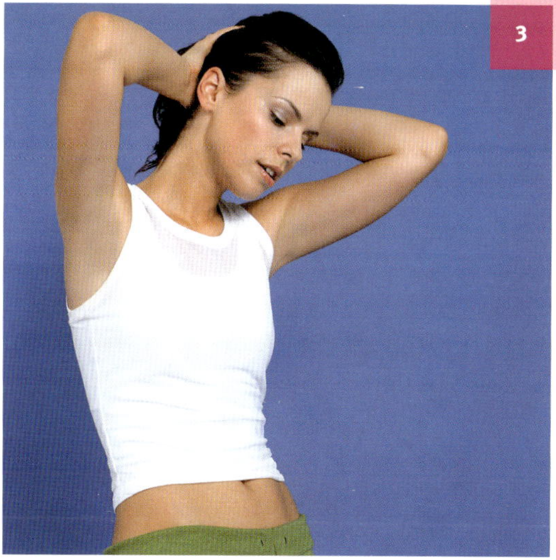

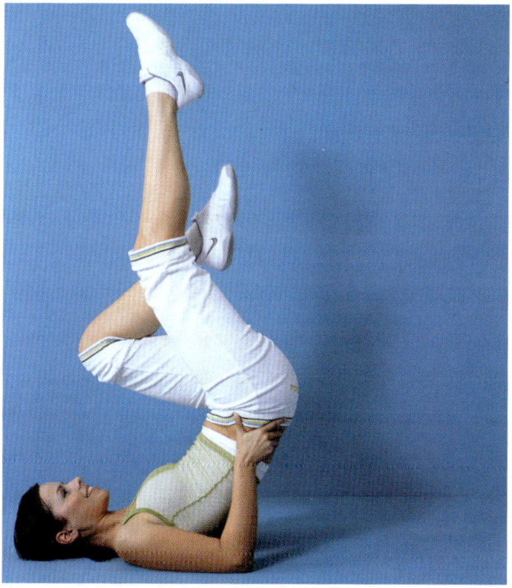

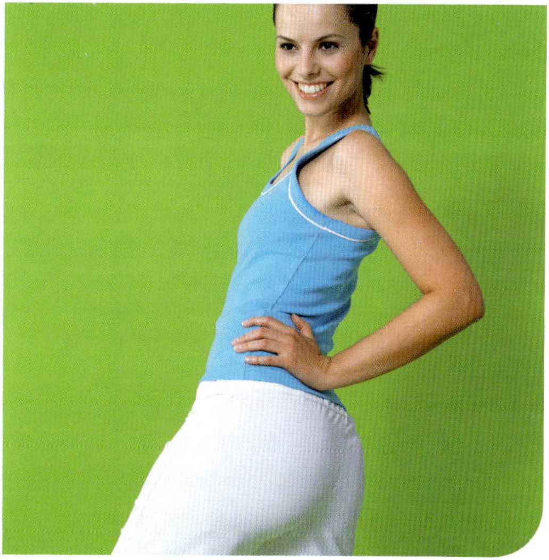

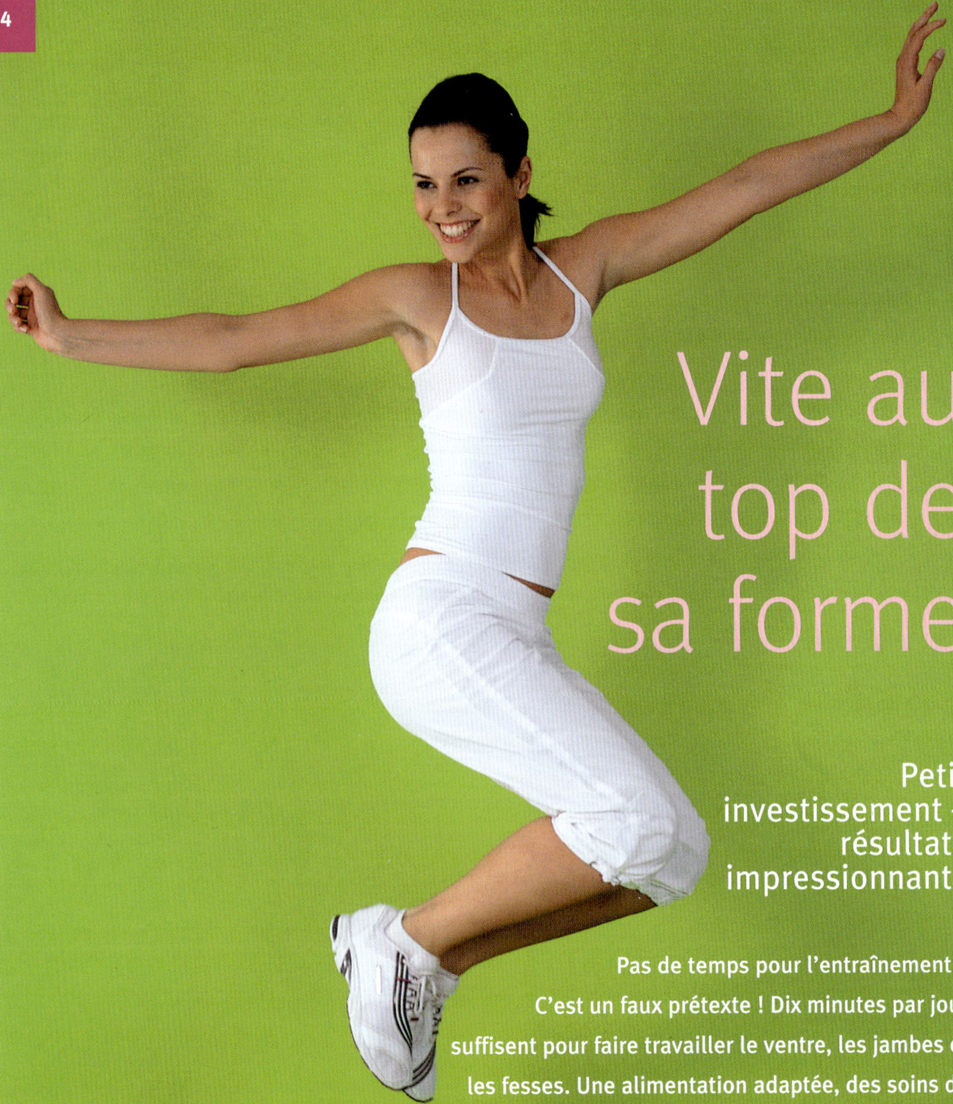

Vite au top de sa forme

Petit investissement – résultats impressionnants

Pas de temps pour l'entraînement ? C'est un faux prétexte ! Dix minutes par jour suffisent pour faire travailler le ventre, les jambes et les fesses. Une alimentation adaptée, des soins de la peau particuliers et de la marche à pied renforcent encore les effets de ces quelques minutes d'exercice.

ASPIRER À UN CORPS FERME

Toute femme connaît le problème des pantalons qui commencent à serrer. Nous inspectons alors notre ventre, nos jambes et nos fesses devant le miroir. Ce sont toujours ces parties du corps que nous trouvons trop rondes et molles.
En suivant le bon programme de combustion des graisses et en adoptant l'alimentation qui convient, vous viendrez à bout de vos rondeurs. Mais surtout, n'exagérez pas ! Les rondeurs sont très féminines, à condition qu'elles soient bien fermes.

Modérément mais régulièrement

Ne vous adonnez pas à un sport trop soutenu, mais plutôt à des exercices adaptés, destinés à faire travailler quelques groupes musculaires. La consommation d'énergie qui en résulte permet de perdre de la graisse aux bons endroits. Le travail musculaire participe au raffermissement du tissu conjonctif et au lissage de la peau. Toutefois, il est préférable de s'entraîner brièvement et régulièrement, plutôt que rarement et de manière excessive. Les muscles apprécient la lenteur. Dix minutes d'exercices quotidiens suffisent à transformer la graisse en muscles. Mais la modification de la silhouette nécessite du temps et de la patience.

Le bon entraînement

› Peu importe quand : l'essentiel est de le faire !

› À vous de voir si vous préférez vous entraîner toute seule à la maison ou avec d'autres dans une salle de gymnastique. Le résultat est le même. Le principal est de combiner les exercices pour stimuler suffisamment chaque groupe musculaire.

› Variez les exercices quotidiens. Pour un entraînement plus intensif, procurez-vous une tenue adaptée et des haltères (magasin de sport).

› Les bandes en latex qu'on peut nouer ou bien les tubings, qui sont des tubes en caoutchouc avec des poignées aux extrémités, sont très pratiques d'utilisation. Ils offrent une résistance dans le cadre de l'exercice.

UN ENTRAÎNEMENT DOUX RAFFERMIT LES MUSCLES

Ne craignez pas **de développer vos muscles à l'excès.** Biologiquement, cela n'est pas possible, car le corps des femmes ne sécrète pas l'hormone qui fait gonfler les muscles.
L'entraînement régulier **renforcera vos muscles et raffermira votre corps.** N'oubliez pas, après l'entraînement, de faire quelques exercices d'étirement. Ceux-ci permettront d'étirer les muscles en longueur et de **les irriguer.**

UNE ALIMENTATION QUI FAVORISE LE BIEN-ÊTRE

Une alimentation inadaptée provoque automatiquement des problèmes de poids. Si, en outre, le corps manque d'activité physique, il perd en muscle et stocke les graisses. Par conséquent, la silhouette en souffre, de même que l'humeur. Commence alors la lutte contre les kilos en trop. Or les régimes font bien souvent grossir, en raison de l'effet yo-yo. Pendant le régime, l'organisme fonctionne en mode économique. Mais après le régime, il engrange des réserves pour faire face aux prochaines diètes, et les cellules graisseuses sont plus pleines que jamais. En conséquence, vous ne pourrez maigrir et rester mince qu'en ayant une alimentation saine et équilibrée et une activité physique régulière.
Cela signifie qu'il faut manger de tout, mais en quantité modérée.

Manger plus sainement

La graisse produit de la graisse

L'idéal pour garder la ligne est de limiter l'apport en graisses, en sucre et en farine blanche ! Si vous réduisez les graisses de 10 g par jour (= une cuillerée à soupe de beurre), vous perdrez 4,7 kg par an. Réduisez les aliments qui font grossir de 80 g par jour au maximum, en incluant les graisses cachées dans la charcuterie, le fromage, la viande, le chocolat, les gâteaux et les sauces… Il faut savoir que l'association des graisses avec ce qu'on appelle les glucides « vides », tel le sucre raffiné, est un véritable piège. Les molécules de sucre font grimper rapidement le taux d'insuline dans le sang. Cette hormone contrôle l'augmentation du stockage des graisses résultant de l'absorption de glucides en excès.

Mince grâce aux fibres

Les fibres aident véritablement à mincir. Pourtant, elles sont trop souvent absentes des menus. Elles activent la digestion et font en sorte que le ventre reste plat. En outre, les fibres rassasient

CONTRÔLER SON POIDS AVEC L'IMC
(indice de masse corporelle)

Voyez si vous êtes en surcharge pondérale :

$$\text{IMC} = \frac{\text{poids du corps en kg}}{(\text{taille du corps en mètre})^2}$$

Si vous mesurez, par exemple, 1,70 m et que vous pesez 65 kg, faites le calcul suivant : 65 : $(1{,}7)^2 = 22{,}5$

IMC inférieur à 19 = poids insuffisant
IMC 19 à 25 = poids normal
IMC 25 à 30 = léger surpoids
IMC supérieur à 31 = surpoids important

plus vite et plus longtemps. Consommez donc plus souvent du pain complet, des légumes crus et des légumes secs.

Les glucides sont des bombes énergétiques

Autrefois, les glucides étaient bannis, car ils avaient la réputation, à tort, de faire grossir. Or d'après de récentes études, ils sont censés apporter l'énergie nécessaire aux muscles. Une alimentation saine doit donc être composée de riz, de pâtes, de pommes de terre, de fruits secs, de pain complet, de fruits et de légumes. Ces aliments contiennent des sucres complexes, qui, contrairement aux sucres simples, évoluent lentement et en continu dans le sang. Le taux de sucre dans le sang reste ainsi constant. L'organisme est plus longtemps rassasié et en forme.

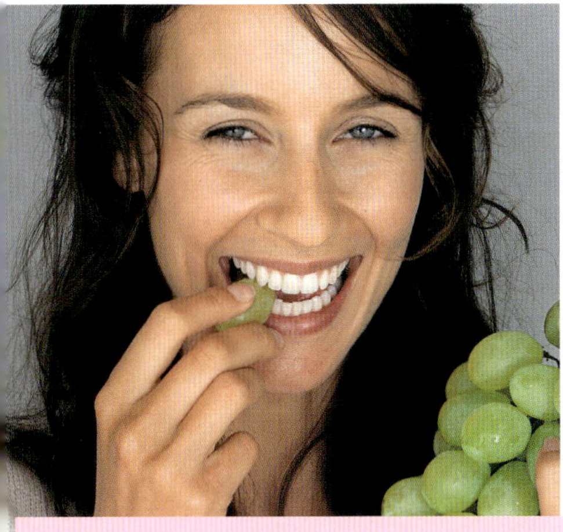

Le raisin est un encas idéal. Il apporte de l'énergie rapidement sans surcharger l'organisme.

Des protéines pour les muscles

Les protéines sont la substance de base de toutes les cellules humaines. Elles sont également indispensables aux muscles. Remplacez les protéines animales de la viande par des protéines végétales, que l'on trouve dans les céréales, les fruits secs et les pommes de terre. Les œufs et les produits laitiers sont également riches en protéines.

Les vitamines et les minéraux sont de la dynamite

Les vitamines accélèrent le métabolisme. Les 13 vitamines les plus importantes sont contenues surtout dans les fruits et les légumes. Les vitamines C, E et A protègent les cellules en capturant les radicaux libres (molécules qui nuisent aux cellules).

Outre les minéraux tels que le magnésium, l'iode, le chrome et le sélénium, la vitamine C a un rôle déterminant dans la perte de poids, car elle active la combustion des graisses. Le cassis, le kiwi, les agrumes et les poivrons sont riches en vitamine C.

S'activer physiquement

La modification des habitudes alimentaires peut vous aider à perdre du poids. Toutefois, le résultat est encore plus impressionnant si vous faites du sport en même temps. L'activité physique permet à l'organisme de brûler plus de calories et d'activer le métabolisme. Même si vous n'êtes pas en train de bouger, votre consommation de calories augmente, et vous vous rapprochez de votre poids idéal.

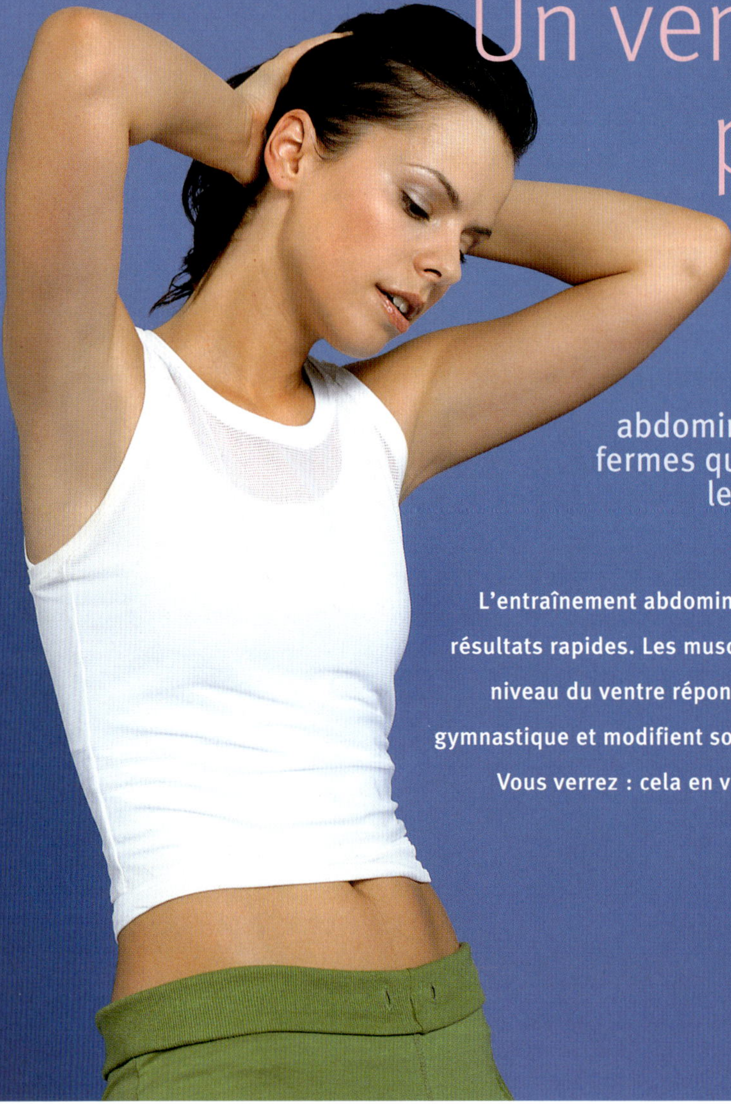

Un ventre plat

Avec des abdominaux bien fermes qui attirent les regards

L'entraînement abdominal donne des résultats rapides. Les muscles situés au niveau du ventre répondent vite à la gymnastique et modifient son apparence. Vous verrez : cela en vaut la peine !

POUR UN VENTRE PLAT

Il ne s'agit pas d'avoir un ventre « extra-plat ». Chez une femme, un ventre plat sur lequel on voit le relief de l'insertion des muscles est très séduisant. Pour cela, en plus d'un éventuel régime, il est nécessaire de suivre un entraînement musculaire.

Sur la durée

Dix minutes d'entraînement abdominal par jour suffisent. Pour un résultat visible, il faut savoir travailler sur la durée. Les muscles abdominaux comptent parmi les muscles « phasiques » qui se développent aussi vite qu'ils se perdent. Comme les muscles ont généralement besoin de douze semaines d'exercices intensifs pour être complètement développés, il ne sert à rien de se reposer sur ses lauriers après deux mois d'entraînement ardu. Vous ne pouvez solliciter en excès cette partie du corps.

Trois groupes musculaires

Les muscles grands droits relient le buste et la partie inférieure du corps. Les deux muscles obliques président aux mouvements de rotation et de côté du buste. Nous sentons les muscles profonds ou transverses lorsque nous respirons et toussons. On ne peut les faire travailler isolément.

Les types physiques

L'ossature et la répartition des graisses sont héréditaires. Cette structure de base n'est pas modifiable, mais on peut essayer de l'exploiter au mieux avec un entraînement réaliste et adapté à chaque type physique.

› **Type 1 « Athlétique » :**
Épaules larges, hanches étroites, buste allongé. Corps musclé avec peu de graisse, dont les muscles se développent rapidement. Idéalement : 3 fois de l'endurance et 2 fois de la gymnastique par semaine.

› **Type 2 « Leptosome » :**
Corps étroit avec des articulations délicates. Peu de graisse et de masse musculaire. Muscles difficiles à développer. Entraînement 3 fois par semaine.

› **Type 3 « Pycnique » :**
Structure osseuse large et puissante. Graisse importante. Prend rapidement du poids alors que les muscles se développent lentement. Nécessité de pratiquer un entraînement abdominal quotidien.

BON POUR LE MAINTIEN

Des **muscles abdominaux puissants** président à un buste redressé et bien droit. Avec les muscles fessiers, ils redressent le bassin et **empêchent les mauvaises postures.** Des abdominaux trop faibles provoquent souvent des contractures et des problèmes de dos.

LES MUSCLES GRANDS DROITS

Bien pratiquer

L'entraînement doit être un plaisir si vous voulez persévérer !

› Faites les exercices qui vous plaisent le plus ou bien changez-en et essayez-en de nouveaux.

› Une musique rythmée facilite l'entraînement.

› Au début, répétez chaque exercice autant de fois que vous le pouvez : faites au moins 2 séries de 8 répétitions.

› Entraînez-vous un jour sur deux la première semaine, puis faites des exercices quotidiens dès la deuxième semaine.

« Séries »

Une série est un enchaînement de répétitions. Vous pouvez faire une pause entre chaque série.

Exercices pour les débutantes

1 Sit-ups ou crunches

→ Allongez-vous à plat sur le dos. Fléchissez les jambes. Le bas du dos est collé au sol. Pour éviter la cambrure, appuyez bien les lombaires sur le sol. Croisez les bras devant le buste et relâchez les épaules. Regardez le plafond.

→ Redressez la tête et les épaules en contractant les abdominaux. Maintenez la posture dès que vous sentez la contraction dans le ventre. Relâchez lentement.

8 répétitions, 2 séries.

À RETENIR

› **Effectuez les exercices lentement** pour faire travailler au mieux les muscles.

› Veillez à la régularité de votre respiration. Expirez en contractant les muscles et inspirez en relâchant. Dans le travail des abdominaux, une respiration « superficielle » par le buste est plus adaptée qu'une respiration abdominale profonde. Elle permet d'impliquer le ventre, et les muscles peuvent rester contractés.

› **Votre entraînement sera efficace** si vous contractez les muscles comme un accordéon : les côtes sont orientées vers les os du bassin, et le nombril s'enfonce vers la colonne vertébrale.

› Attention : quand, en position couchée sur le dos, vous relevez la tête et les épaules, le dos et la nuque doivent être alignés. Relâchez la nuque le plus possible. **La force vient du ventre !** Regardez le plafond pendant l'exercice.

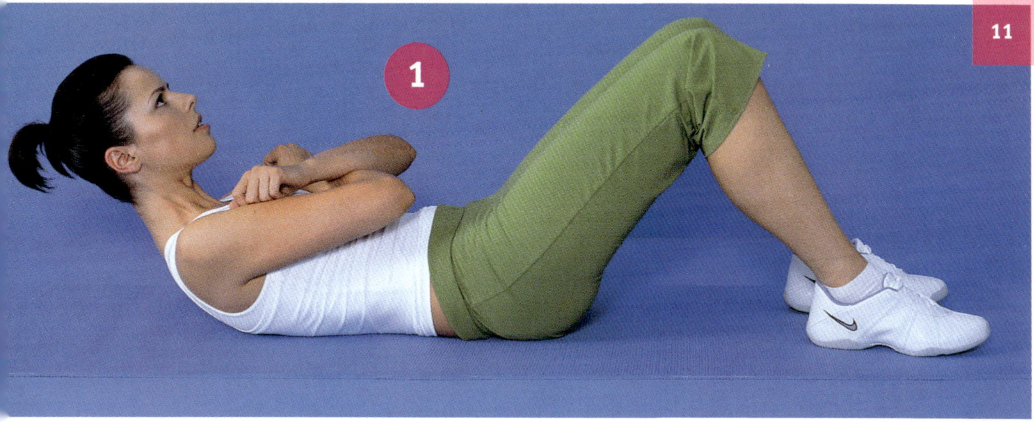

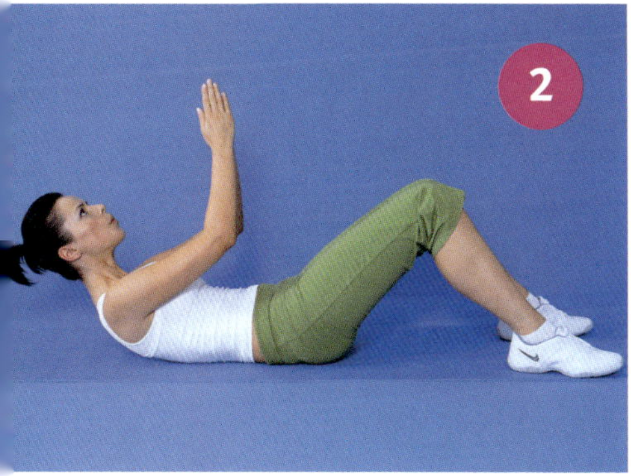

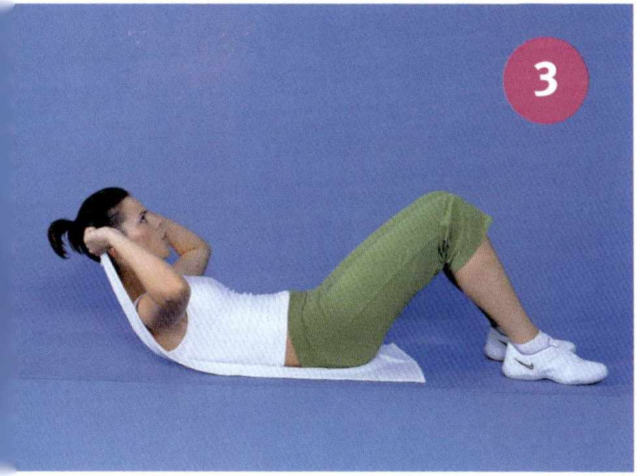

❷ Un peu plus difficile : les mains jointes en prière

→ Allongez-vous sur le dos, les jambes fléchies à 90°. Joignez les mains comme pour prier et gardez les bras proches du corps.

→ Contractez les abdominaux et guidez les mains en direction du plafond, en redressant la tête et les épaules.
Maintenez brièvement la posture, puis revenez en position de départ.

❸ Avec une serviette

→ Allongez-vous, le dos sur une serviette. Fléchissez les jambes. Saisissez les angles de la serviette près de la tête. Les bras sont fléchis et les coudes sont orientés vers les genoux.
→ Redressez la tête et les épaules en vous aidant de la serviette. Les abdominaux sont contractés, et le dos reste à plat au sol.
Plus vos abdominaux offrent de résistance, plus l'entraînement est efficace.

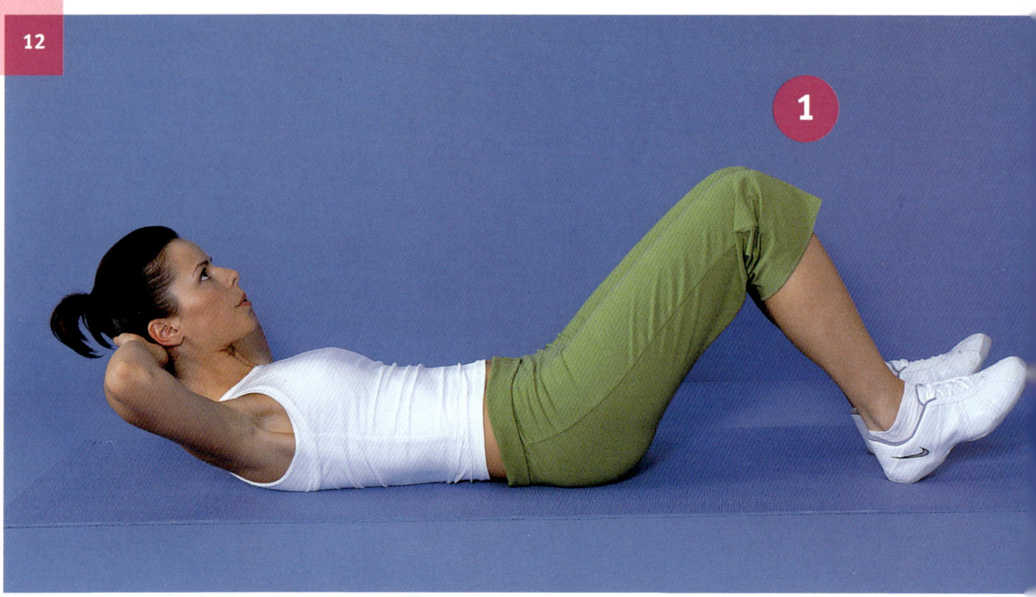

Exercices pour les confirmées

Si les exercices simples ne vous suffisent pas, il est temps de passer à ceux qui sont plus compliqués. Faites donc travailler vos abdominaux comme les professionnelles ! Il importe d'effectuer les exercices lentement et de rester concentré. Expirez lentement en contractant et inspirez profondément en relâchant.
Faites d'abord 3 séries de 8 répétitions. Lorsque vous aurez fait les exercices plusieurs fois et que vous les maîtriserez bien, vous pourrez augmenter le nombre de répétitions.

❶ Sit-ups pour les pros

→ Allongez-vous sur le dos. Fléchissez les jambes en posant les talons au sol. Croisez les mains derrière la nuque, les bras bien écartés.
→ Fixez des yeux un point sur le plafond pendant que vous redressez doucement les épaules et que vous contractez les abdominaux.
Veillez surtout à ne pas ramener les coudes vers le buste !

Au moins 8 répétitions, 3 séries.

❷ Crunches inversés

→ Allongez-vous sur le dos. Tendez les bras de chaque côté du buste, les paumes à plat au sol. Les épaules sont relâchées.
Levez les jambes fléchies en maintenant les pieds serrés.
→ Contractez bien les abdominaux. Pendant que les genoux évoluent vers le menton, vous décollez le bas du dos du sol. Revenez doucement en position de départ.

Au moins 8 répétitions, 3 séries.

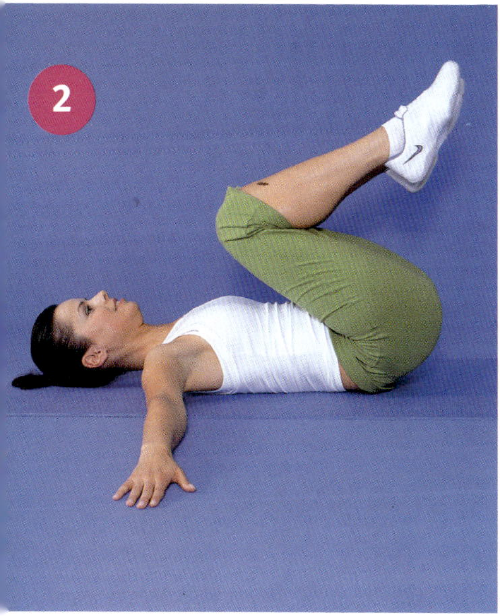

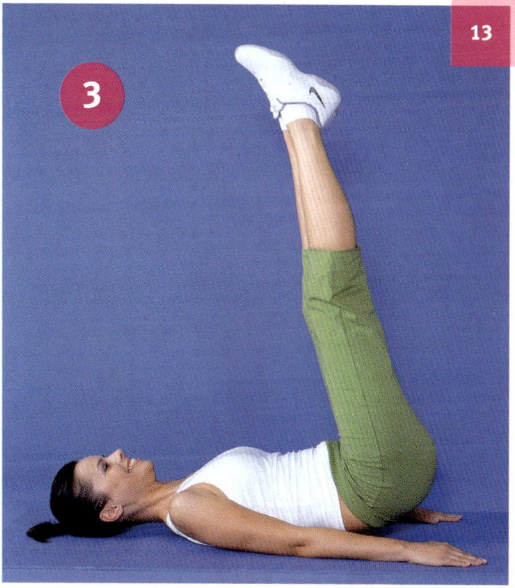

❸ Cierge

➔ Allongez-vous sur le dos en tendant les jambes légèrement fléchies vers le haut. Les bras sont à plat au sol de chaque côté du corps.

➔ Levez les fesses de quelques centimètres au-dessus du sol rien qu'en contractant les abdominaux. La pointe des pieds est orientée vers le plafond. Veillez à ce que les jambes gardent la position du cierge. Ne procédez surtout pas par à-coups, car les abdominaux ne travailleraient pas.

Au moins 8 répétitions, 3 séries.

VOS EFFORTS SONT-ILS VISIBLES ?

Si vous voulez voir où en sont vos abdominaux, **placez-vous devant le miroir :**

› Redressez-vous bien, levez un peu les mains en les fermant vigoureusement. Contractez les abdominaux en même temps. Collez les bras le long du corps. Vous devriez apercevoir un léger relief musculaire.

› Cette contraction brève est un **exercice très rapide que vous pouvez faire n'importe où :** au bureau, dans la file d'attente, dans le métro, etc. Il suffit de contracter et de recommencer 10 fois.

LES MUSCLES OBLIQUES

Les muscles obliques aident les grands droits dans leur travail. Ils rendent possible la rotation du buste. Quatre muscles se partagent la tâche. Les deux grands obliques sont insérés entre la partie inférieure du buste et le côté de la hanche opposée. Les petits obliques sont insérés dans le sens opposé entre les hanches et la partie opposée du buste, sous les grands droits.
N'oubliez pas de faire travailler les obliques lors de chaque entraînement. Vous parviendrez ainsi à éliminer les rondeurs au niveau de la taille.

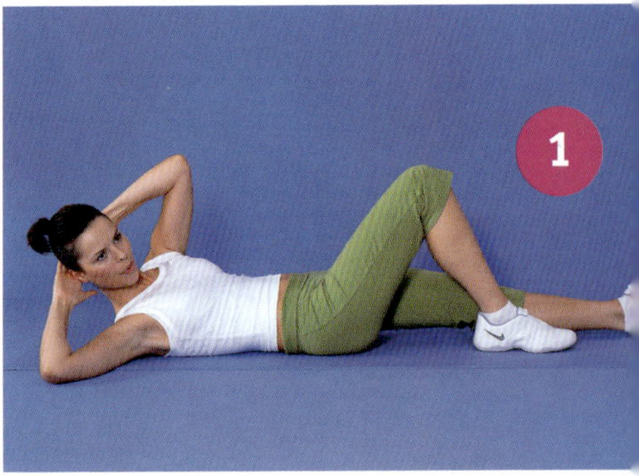

1

Bien pratiquer

Choisissez l'un des trois exercices suivants.

› Commencez par 2 séries de 8 répétitions. Puis augmentez progressivement le nombre des répétitions.

❶ En diagonale

→ Allongez-vous sur le dos en croisant les mains derrière la tête. La jambe gauche est tendue au sol, tandis que la droite est fléchie.

→ Contractez les abdominaux et levez l'épaule gauche en direction du genou droit. Maintenez brièvement la posture, puis relâchez.

→ Changez de côté. Inspirez et expirez bien.

Au moins 8 répétitions, 2 séries de chaque côté.

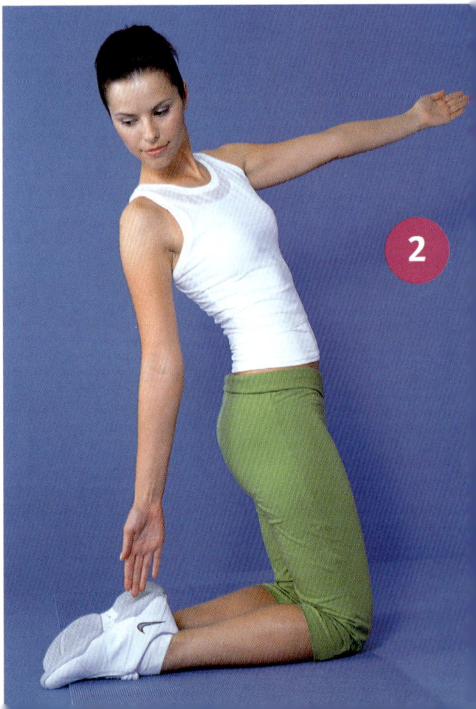

2

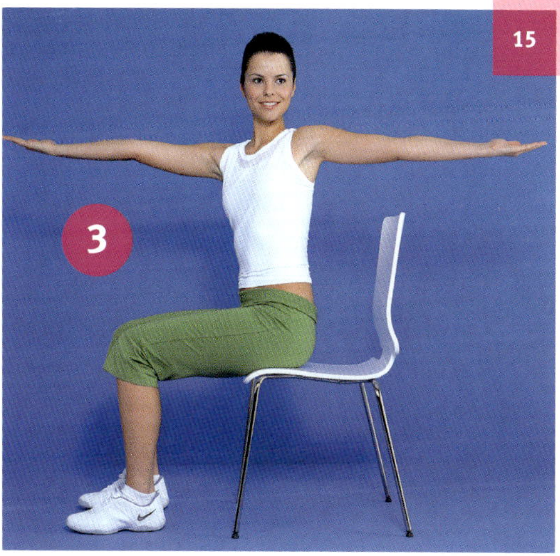

❷ Pour les confirmées : sur les genoux

➔ Vous pouvez utiliser un tapis de gymnastique pour pouvoir vous agenouiller confortablement. Le buste reste bien droit. Les bras sont tendus devant vous.

➔ Tournez le buste vers la droite et ramenez la main droite vers le talon gauche.

➔ Revenez en position de départ, puis changez de côté. Veillez à ce que le ventre soit contracté et que le bassin pointe vers l'avant.

Au moins 8 répétitions, 2 séries de chaque côté.

❸ Rotation en position assise

➔ Asseyez-vous bien droite sur une chaise. Les bras sont tendus de chaque côté, les paumes orientées vers le plafond. Il importe que les genoux (ainsi que le visage) soient orientés vers l'avant pendant toute la durée de l'exercice.

➔ Tournez le buste le plus possible vers la gauche en emmenant les bras. Revenez en position de départ, puis tournez le buste vers la droite. Expirez quand vous tournez le buste et inspirez quand vous revenez en position de départ.

Au moins 8 répétitions, 2 séries.

3 CONSEILS IMPORTANTS POUR UN VENTRE PLAT

› **Les douches alternées raffermissent la peau** : le matin et le soir, douchez-vous une minute sous l'eau froide, puis deux minutes sous l'eau chaude. Terminez par un jet d'eau froide.

› Le massage par pincements **raffermit les tissus** et combat les vergetures de la grossesse : pincez légèrement la peau, centimètre par centimètre, entre le pouce et l'index.

› **Veillez à votre maintien** : les épaules vers l'avant et le dos rond font bomber le ventre. Il vaut mieux se redresser que de rentrer le ventre. Reportez-vous à la page 26 à propos du maintien.

CHASSER LES RONDEURS AUTOUR DE LA TAILLE

Si vous avez des rondeurs autour de la taille, vous devriez apprécier les exercices suivants. Ils visent à raffermir les muscles obliques sous les bourrelets situés autour de la taille. Ces exercices sont également adaptés à celles qui souffrent du bas du dos.

❶ Fléchissement du buste sur le côté

→ Tenez-vous debout, les jambes écartées de la largeur des épaules et les bras relâchés le long du corps.

→ Fléchissez le buste vers la gauche et tendez le bras gauche le plus possible en direction du genou. Ne penchez pas le buste en avant.

→ Pour vous redresser, contractez les muscles obliques. La contraction doit être sensible au niveau de la taille à gauche.

15 répétitions, au moins 2 séries de chaque côté.

COMMENT SE VÊTIR ?

- **La tenue idéale** doit offrir une liberté de mouvement sans être trop lâche. Les T-shirts en coton et les pantalons de jogging feront aussi bien l'affaire que les tenues chics d'aérobic.
- **Mettez éventuellement un pull léger** et un pantalon chaud avant que le corps soit bien échauffé. Les chaussettes épaisses maintiennent les pieds au chaud.
- **Si vous vous entraînez avec des haltères,** il est préférable de porter des chaussures de gymnastique (pour protéger les pieds en cas de chute d'un haltère). Dans les clubs de gymnastique, les chaussures sont également recommandées.

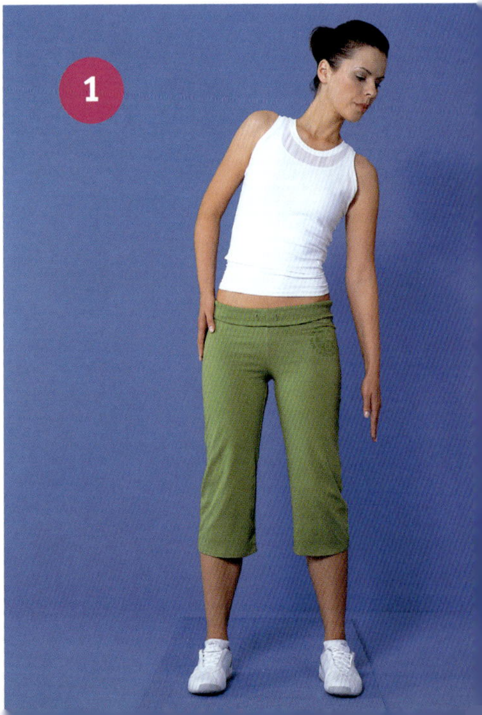

❷ Boxe

→ Tenez-vous debout, les jambes écartées et les bras tendus de chaque côté du corps. Les mains sont également tendues.

→ Boxez avec la main droite vers le côté gauche et inversement. Contractez bien tous les muscles.

10 répétitions, au moins 2 séries de chaque côté.

❸ Pour les confirmées : position sur le côté

→ Allongez-vous, jambes tendues, sur le côté droit. Le corps est aligné. Prenez appui sur l'avant-bras droit et posez la main gauche sur les hanches ou le ventre.

→ Contractez bien le corps de manière à pouvoir décoller les hanches et les jambes du sol. Seuls l'avant-bras droit et le bord extérieur du pied droit ont un contact avec le sol. Maintenez la posture quelques secondes. Relâchez sans reposer.

8 répétitions, 2 séries de chaque côté.

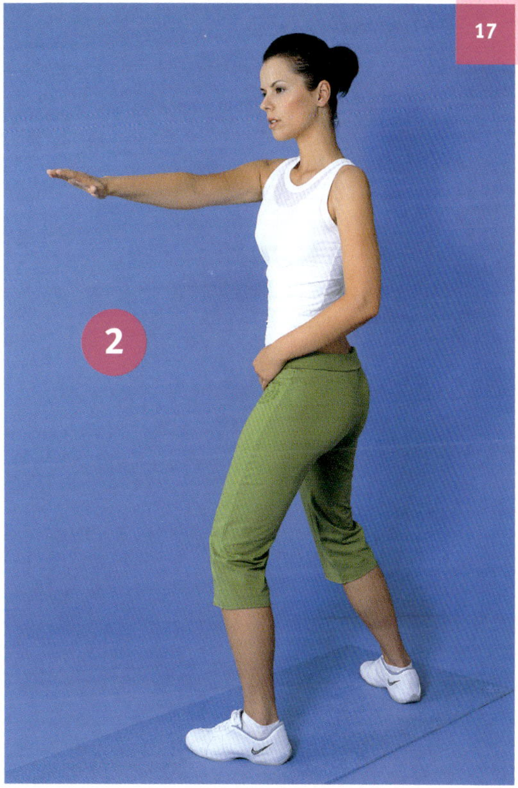

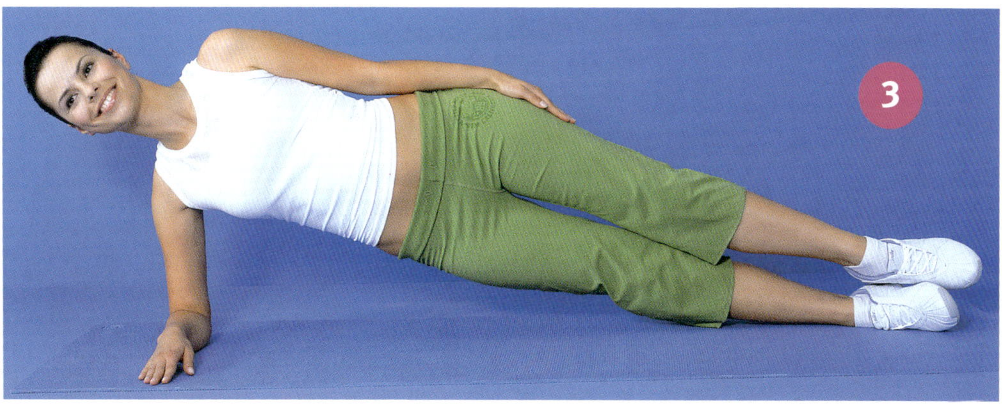

En forme en 10 minutes

Vous êtes de nouveau en plein stress ou bien souvent en déplacement et vous n'avez pas le temps de vous consacrer à votre entraînement habituel. Grâce à ce programme de remise en forme rapide, vous n'aurez besoin que de 10 minutes pour faire travailler vos muscles.

Effectuez les exercices consciencieusement et de manière concentrée. Vous verrez que cette parenthèse vaut la peine !

3 minutes pour le ventre

1 Muscles grands droits

1. Allongez-vous sur le dos, les jambes fléchies en angle droit. Regardez vers le plafond.
2. Amenez les bras tendus vers les cuisses en décollant les épaules du sol.

Contractez bien les abdominaux, comme si votre nombril allait toucher la colonne vertébrale. Maintenez la posture, puis redressez-vous en expirant. **Faites 10 répétitions,** puis reposez les épaules sur le sol. Pause.

2 Muscles obliques

Le déroulement de l'exercice est le même, excepté que vous n'amenez pas les bras vers les cuisses, mais que vous les orientez en diagonale pendant que vous contractez les abdominaux. En vous aidant des abdominaux, décollez les épaules du sol. Puis tournez le buste vers la droite en amenant la main gauche vers le genou droit.

Faites 10 répétitions de chaque côté. Relâchez et faites une petite pause. Reprenez l'exercice en changeant de côté et en **effectuant 10 répétitions**. Il importe, lors de chaque exercice, de respirer convenablement. Expirez en contractant les muscles, puis inspirez en relâchant. Pour en savoir plus, reportez-vous à la page 23.

6 minutes pour les jambes

3 Face externe des cuisses

1. Allongez-vous sur le côté droit en fléchissant légèrement la jambe droite. Appuyez la tête sur l'avant-bras droit. Prenez appui sur la main gauche posée devant le buste.
2. Levez lentement la jambe gauche, puis abaissez-la sans jamais la poser. Décontractez le genou.

10 répétitions avec de petites pauses, 3 séries.

4 Face interne des cuisses

1. Reprenez la même posture que précédemment. Tendez la jambe droite, puis fléchissez la jambe gauche par-dessus, en plaçant le pied à la hauteur de la cuisse droite.
2. Levez et baissez la jambe droite. Il importe d'être bien placée sur le côté, les hanches orientées vers le haut et le dos droit.

3 fois 10 répétitions, 3 séries. Faites une petite pause, puis reprenez l'exercice en changeant de côté.

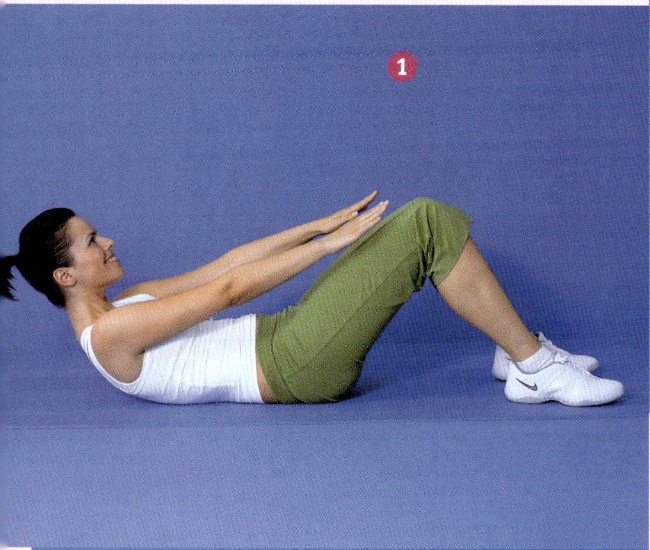

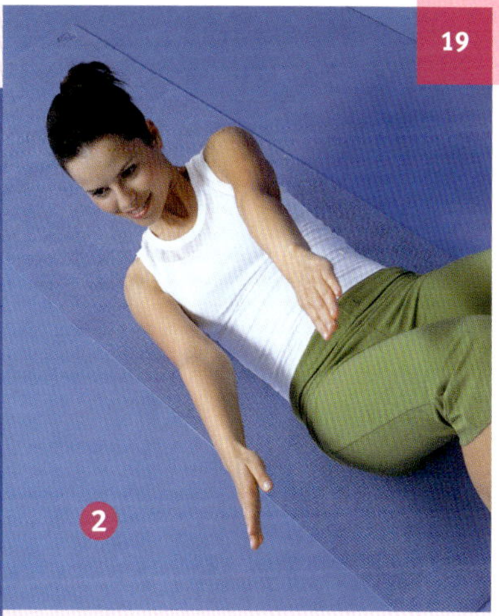

1 minute pour les fesses

5 Lever du bassin en position couchée

1. Allongez-vous sur le dos en fléchissant les jambes.
2. Levez le bassin jusqu'à ce que vous sentiez une contraction des fessiers. Maintenez la posture quelques secondes, puis relâchez sans poser le bassin. Contractez de nouveau les fessiers, levez le bassin et relâchez.

10 répétitions, 3 séries.

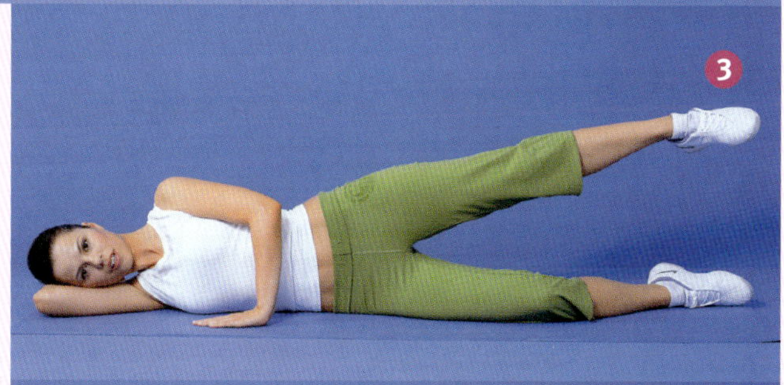

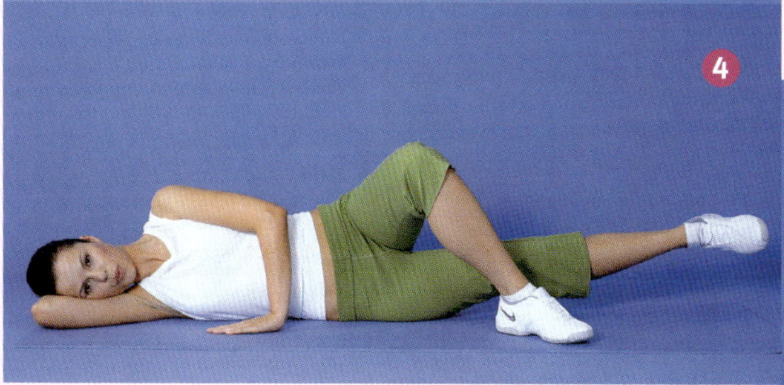

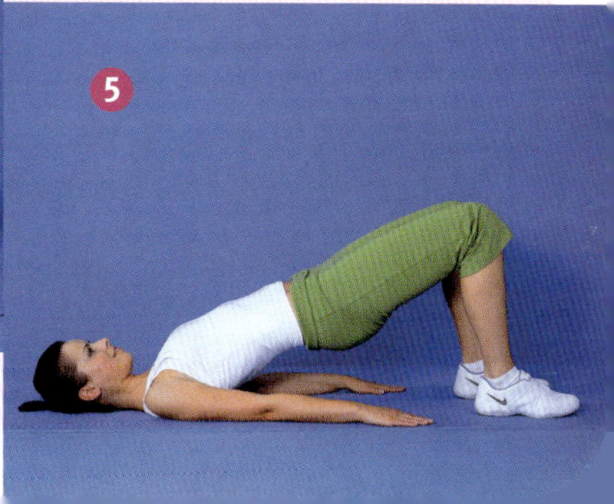

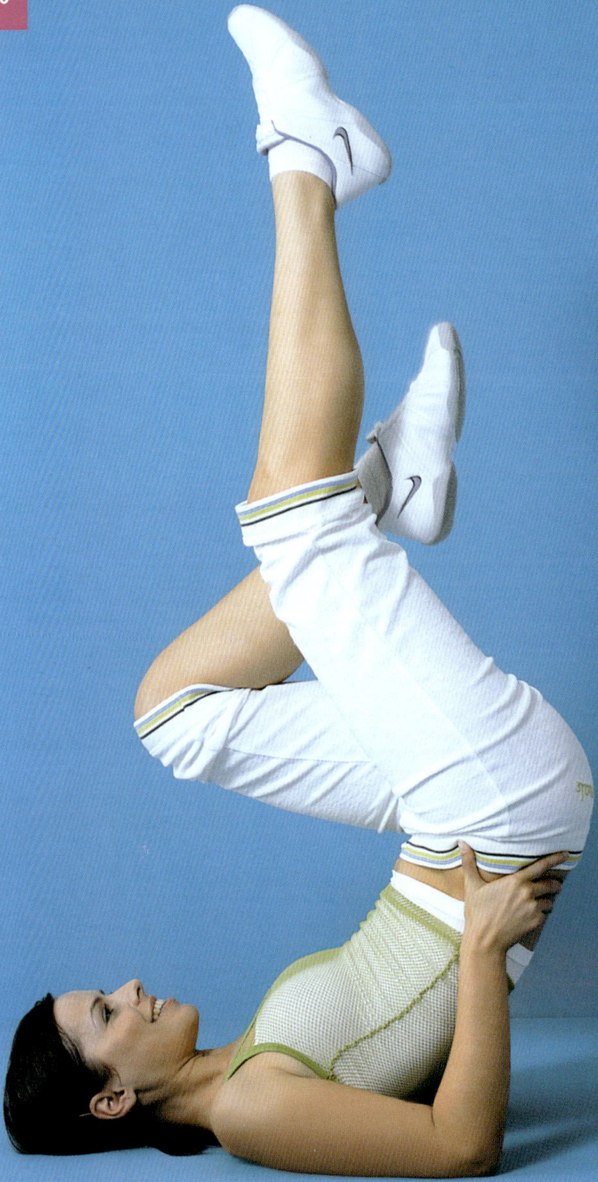

De belles jambes

Galbées, fermes et bien lisses

Les belles jambes sont rares. 80 % des femmes se plaignent d'avoir une culotte de cheval, des genoux trop ronds ou de la cellulite. Les exercices suivants vous aideront à remédier à ces problèmes.

COMMENT LUTTER CONTRE LA CELLULITE

Peut-être connaissez-vous ces petits creux qui se forment sous la peau quand on appuie dessus ou qu'on la pince. Que faire pour lutter contre cet effet « peau d'orange » ?

Typiquement féminin

La cellulite est liée à la structure du tissu conjonctif féminin. Alors que chez les hommes, les fibres se croisent, enfermant de petites cellules graisseuses, chez les femmes, les fibres sont parallèles et placées autour d'un ensemble de cellules graisseuses. Le tissu conjonctif féminin est donc plus extensible, ce qui est pratique en cas de grossesse. Toutefois, il peut stocker plus de graisse et d'eau en fonction de ce que le corps produit en hormones féminines (œstrogènes et gestagènes). Il en résulte une peau irrégulière à la surface, qui rappelle la peau d'orange.

Les minces en ont aussi

De manière générale, l'excès de poids favorise la cellulite. Cependant, les femmes minces ne sont pas épargnées. La grossesse, la pilule contraceptive, la stase lymphatique, la paresse intestinale ou les problèmes fonctionnels rénaux sont des facteurs favorisant la cellulite. Le stress permanent, le manque de sommeil, l'excès d'alcool et surtout une forte consommation de tabac exposent également les femmes minces à la cellulite.

Une aide efficace !

Une alimentation équilibrée et un entraînement musculaire ciblé peuvent venir à bout de la peau d'orange. Les muscles que l'on fait travailler sont en effet mieux irrigués. Le métabolisme activé peut éliminer plus facilement les toxines. L'organisme consomme alors plus d'énergie et élimine les graisses aux bons endroits. Les muscles gagnent en volume aux dépens des cellules graisseuses. En conclusion, le tissu est raffermi de l'intérieur et cela se voit.

FAITES LE TEST

S'agit-il encore de cellulite ?
Lorsque vous vous pincez un morceau de peau sur la cuisse, celle-ci ressemble à une **peau d'orange.** Pourtant, il ne s'agit pas de cellulite, mais de la structure caractéristique du tissu conjonctif féminin. **On parle de cellulite** quand la peau présente, sans qu'on la touche, des petits creux et des bosses. Si ces derniers sont visibles en position couchée, la cellulite en est à un stade avancé.

ÉCHAUFFEMENT ET RELAXATION

S'échauffer

L'entraînement abdominal ne nécessite pas d'échauffement. Mais s'agissant des jambes et des fesses, on ne devrait jamais s'entraîner avec des muscles froids. De même, en voiture, on ne passe pas en cinquième avec un moteur froid. Sans échauffement, vous vous exposez aux courbatures, aux déchirements, aux claquages et à des problèmes articulaires.

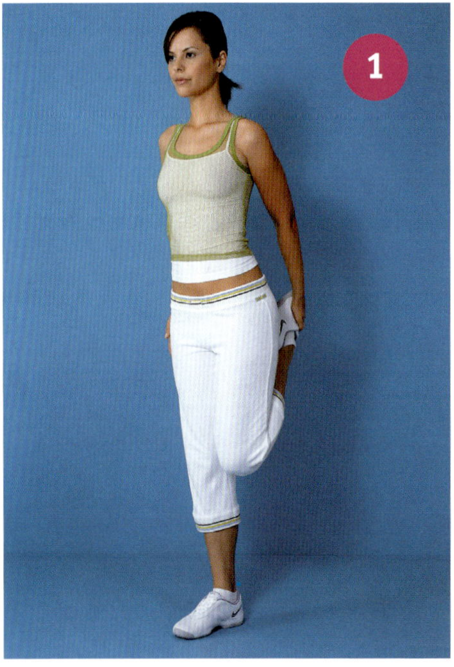

Possibilités d'échauffement :

› Dansez sur de la musique entraînante.
› Courez ou sautillez sur place jusqu'à ce que vous commenciez à transpirer.

Stretching pour terminer

Le stretching est indispensable après chaque entraînement. Il permet aux muscles de se relâcher plus rapidement et de retrouver leur longueur d'origine.

1 Étirement de l'avant des cuisses

→ Tenez-vous debout, la jambe gauche fléchie. Avec la main gauche, saisissez la cheville gauche et rapprochez le plus possible le talon des fesses. Vous devez sentir l'étirement dans l'avant de la cuisse.

Maintenez la posture 10 secondes, puis changez de jambe.

2 Étirement de l'arrière de la jambe

→ Tenez-vous debout. Tendez une jambe vers l'avant en prenant appui sur le talon. La jambe arrière n'est pas complètement tendue.

→ Posez les mains sur le côté des cuisses et basculez le bassin le plus possible vers l'arrière jusqu'à ce que vous ressentiez un net étirement. Le buste reste droit, la nuque est allongée et les épaules sont orientées vers l'arrière.

Maintenez la posture 10 secondes, puis changez de côté.

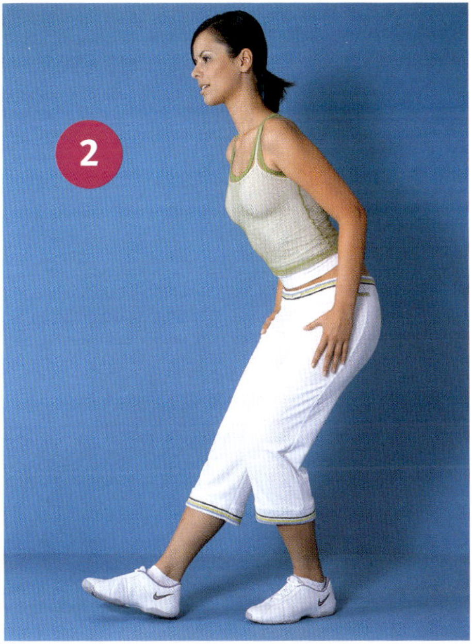

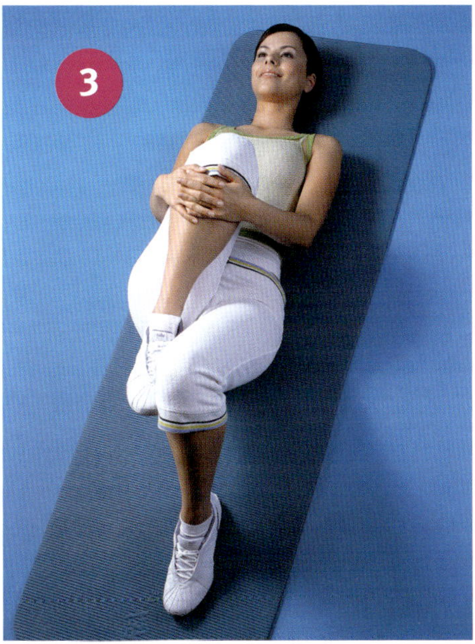

LE VENTRE RESPIRE

La respiration profonde par le ventre est la meilleure technique en sport (exception faite pour l'entraînement abdominal, page 14).
En respirant profondément par le ventre, vous offrez de la place à vos poumons. Vous aspirez suffisamment d'oxygène frais et rejetez l'ancien. Cela est énergisant et relaxant pour le corps.
Pratiquez la respiration par le ventre en **position couchée** : sentez comme votre ventre se soulève quand vous inspirez, et se relâche quand vous expirez. Pour mieux le percevoir, posez la main à plat sur le ventre. Inspirez par le nez et expirez largement par la bouche.

❸ Étirement des fessiers

→ Allongez-vous à plat sur le dos sans cambrer. Fléchissez les jambes, les pieds à plat au sol.

→ Saisissez des deux mains la jambe droite et ramenez-la vers l'épaule gauche. Le bas du dos ne doit pas décoller du sol, pas plus que le corps ne doit rouler sur le côté. La nuque et les épaules sont relâchées. L'étirement n'est sensible que dans les fessiers.

Maintenez la posture 10 secondes, puis changez de jambe.

LES CUISSES

Faces interne et externe

Les muscles qui sont situés sur la face externe des cuisses où s'accumule la graisse de la « culotte de cheval », sont appelés abducteurs. Les muscles antagonistes de la face interne des cuisses sont les adducteurs. Il importe, surtout pour les femmes, de bien entraîner ce groupe de muscles, parce que la face interne des cuisses est souvent flasque.
N'abandonnez surtout pas ces exercices, même s'ils vous paraissent difficiles au début.

À RETENIR

› Effectuez les mouvements le plus lentement possible et de manière **concentrée :** c'est la clé du succès.
› **Au début, ne forcez surtout pas.** Le corps réagit aussitôt. Un entraînement trop fréquent ou trop rapide peut provoquer des blessures et l'interruption des exercices.
› Le dos doit rester droit. Les épaules sont relâchées et les abdominaux contractés.
› **N'oubliez pas la respiration.** Expirez en contractant et inspirez en relâchant.

Bien pratiquer

› Commencez par 12 répétitions et 2 séries de chaque côté. Veillez, lors des trois exercices suivants, à bien rester stable et positionnée sur le côté. Vous ne devez reporter le poids du corps ni vers l'avant ni vers l'arrière, et ne pas basculer.

❶ Pour les abducteurs

➔ Allongez-vous sur le côté droit et posez la tête sur l'avant-bras. Prenez appui sur la paume gauche placée devant le buste.
➔ Levez la jambe gauche le plus haut possible en ramenant un peu le pied vers vous. Puis baissez la jambe contractée sans la poser. Changez de côté après la première série.
➔ Vous pouvez également faire cet exercice en position debout. Pour garder l'équilibre, prenez appui avec la main contre un mur. Fléchissez légèrement les jambes.
Au moins 12 répétitions, 2 séries de chaque côté.

❷ Pour les adducteurs

➔ Adoptez la même position que précédemment. Placez maintenant la jambe gauche devant la cuisse droite. La jambe droite est tendue.
➔ Levez et baissez la jambe droite. La pointe du pied est orientée vers l'avant.
Au moins 12 répétitions, 2 séries de chaque côté.

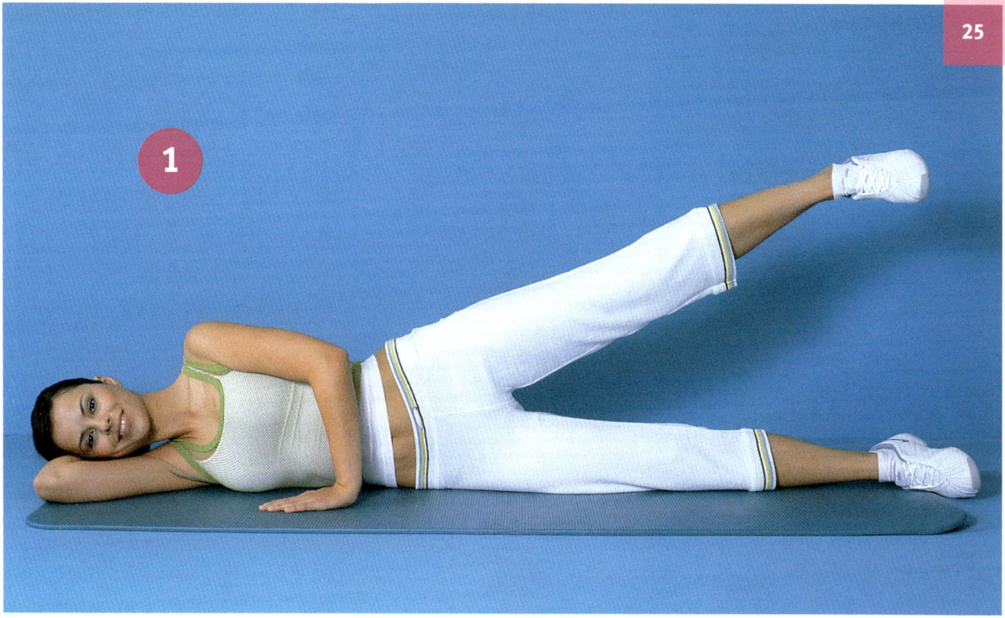

❸ Un ballon pour vous aider

→ Allongez-vous sur le côté droit, la tête posée sur l'avant-bras droit. Prenez appui sur la main gauche, placée devant le buste.
La jambe gauche légèrement fléchie repose sur un ballon de taille moyenne. La jambe droite est tendue.

→ Levez et baissez régulièrement la jambe droite, sans la reposer complètement. Veillez à ne pas basculer les hanches vers l'avant. N'oubliez pas de respirer : expirez en contractant et inspirez en relâchant.

Au moins 12 répétitions, 2 séries de chaque côté.

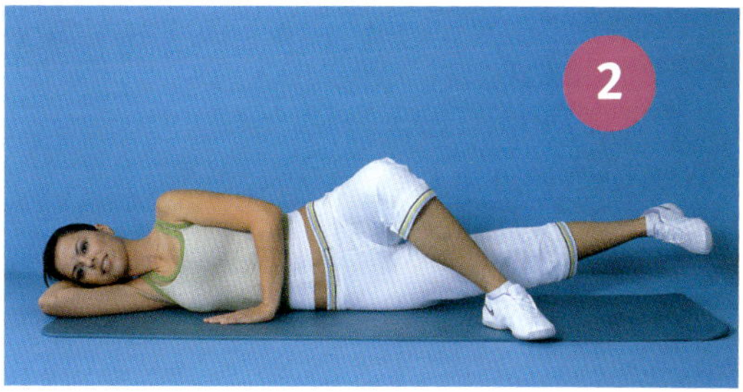

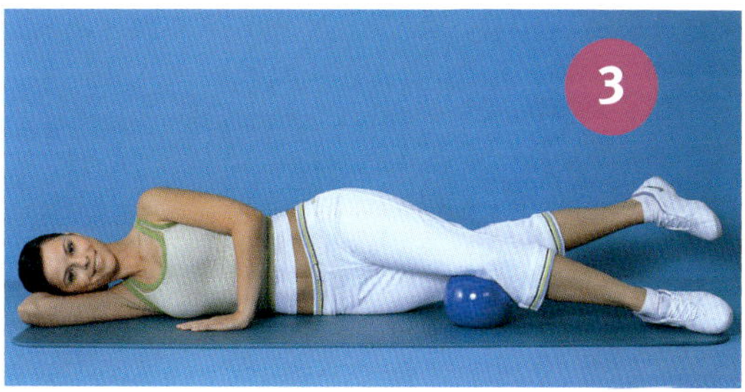

L'AVANT ET L'ARRIÈRE DES CUISSES

L'arrière des cuisses

Le quadriceps fémoral, muscle antérieur de la cuisse, est composé de quatre corps musculaires. Il compte parmi les muscles les plus sollicités de notre corps, d'où sa puissance. Nous le stimulons sans cesse en nous tenant debout, en marchant, en courant et en nous baissant. Le muscle postérieur de la cuisse est le biceps fémoral. Il est généralement moins sollicité.
Il importe donc de le faire travailler en premier.

POUR UNE BELLE SILHOUETTE

Veillez à la tenue de votre corps **en marchant, en vous asseyant et en vous tenant debout** : votre ventre paraîtra plus plat et vos seins seront redressés.
Levez la tête (en baissant le menton) et redressez le buste. Étirez la colonne vertébrale et relâchez les épaules. Relâchez également les muscles fessiers et le bassin afin d'atténuer la cambrure. Pour vous déplacer de manière séduisante, relâchez le bassin, marchez en déroulant la plante du pied depuis le talon jusqu'à la pointe, comme si vous étiez sur des ressorts.

› **Voici le meilleur exercice destiné à renforcer les seins** et les muscles des épaules : en position de prière, pressez fortement les paumes devant le buste. Comptez lentement jusqu'à 8, puis relâchez. Répétez l'exercice au moins 8 fois par jour.

❶ Biceps fémoral

➔ Tenez-vous debout sur la jambe droite légèrement fléchie. Tendez la jambe gauche en arrière de manière à ce que la pointe du pied touche le sol, sans y prendre appui.
➔ Levez la jambe gauche lentement derrière vous jusqu'à ce que vous sentiez l'arrière de la cuisse se contracter, puis relâchez. Si vous avez du mal à garder l'équilibre, posez les deux mains sur le dossier d'une chaise.
Commencez par 12 répétitions, 2 séries.

❷ Renforcement du biceps fémoral

➔ Agenouillez-vous sur le sol. Prenez appui sur les avant-bras parallèles. Levez la jambe droite en arrière, le pied est fléchi.
➔ Amenez lentement la jambe droite vers le bassin, puis ramenez-la sans la poser.
Il importe que les hanches soient parallèles au sol, tandis que la nuque, le dos et la jambe droite sont alignés.
Commencez par 12 répétitions, 2 séries.

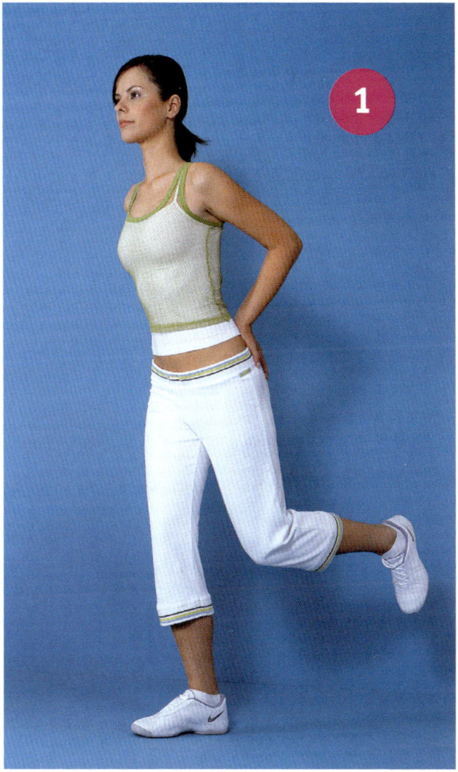

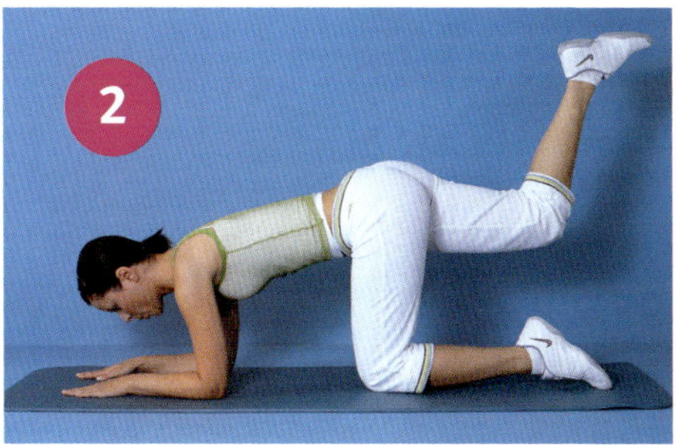

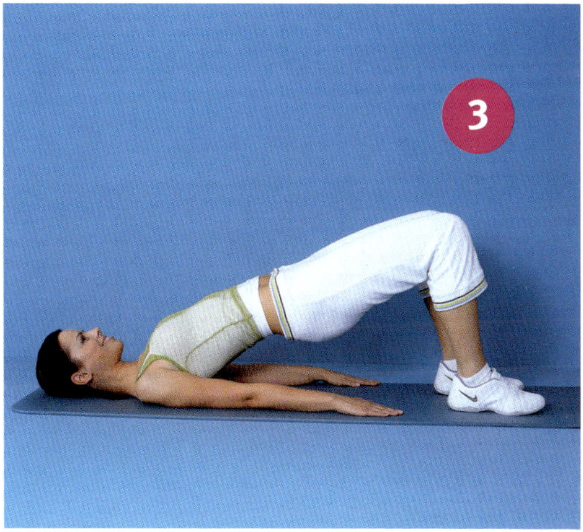

❸ Renforcement en position couchée

→ Allongez-vous sur le dos. Fléchissez les jambes, les pieds à plat au sol. Veillez à bien relâcher les bras et la nuque pendant la durée de l'exercice.

→ Levez le bassin lentement et de manière concentrée jusqu'à ce que vous perceviez une contraction du biceps fémoral, muscle postérieur de la cuisse. Inspirez et expirez lentement et profondément.

Maintenez la posture 10 secondes, puis abaissez lentement le bassin.

Si vos muscles peuvent en supporter davantage, serrez les genoux et levez la pointe des pieds.

Commencez par 12 répétitions, 2 séries.

L'avant des cuisses

❶ Fente en avant

➔ Tenez-vous debout, jambes serrées. Pour garder l'équilibre, tendez les bras sur le côté à la hauteur des épaules. Faites un pas en arrière avec la jambe droite.

➔ Poussez la jambe droite vers l'arrière et fléchissez-la légèrement. La jambe gauche est presque en angle droit. Le genou gauche ne doit pas dépasser le pied.

➔ Remontez maintenant de quelques centimètres en effectuant un mouvement lent et régulier, puis redescendez aussitôt. Pensez bien à inspirer et expirer. L'articulation du genou ne doit pas souffrir quand vous descendez.

Commencez par 12 répétitions, 2 séries.

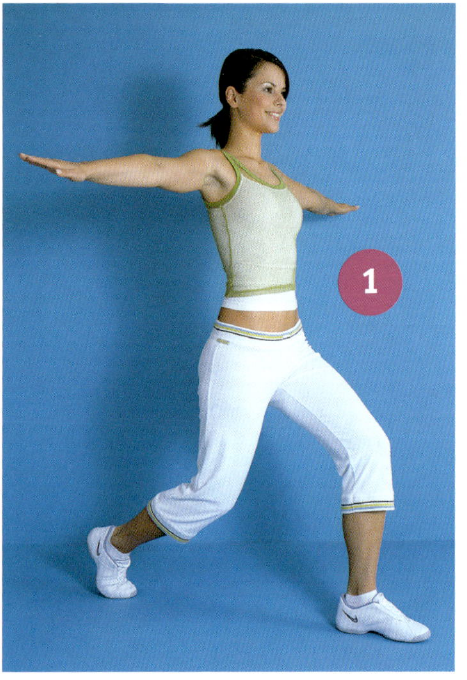

❷ Fléchissements avec un manche à balai

➔ Tenez-vous debout, les jambes écartées de la largeur des épaules. Tenez le manche à balai derrière la nuque à la hauteur des épaules, en plaçant les mains de chaque côté. Fléchissez légèrement le buste vers l'avant. Le dos reste bien droit et les épaules sont relâchées.

➔ Baissez lentement le bassin le plus possible, comme si vous vouliez vous asseoir sur une chaise.

➔ Revenez doucement en position de départ. Respirez bien, puis reprenez l'exercice.

Commencez par 12 répétitions, 2 séries.

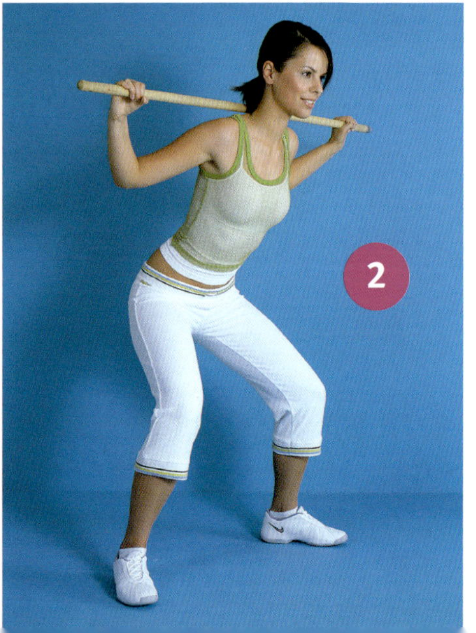

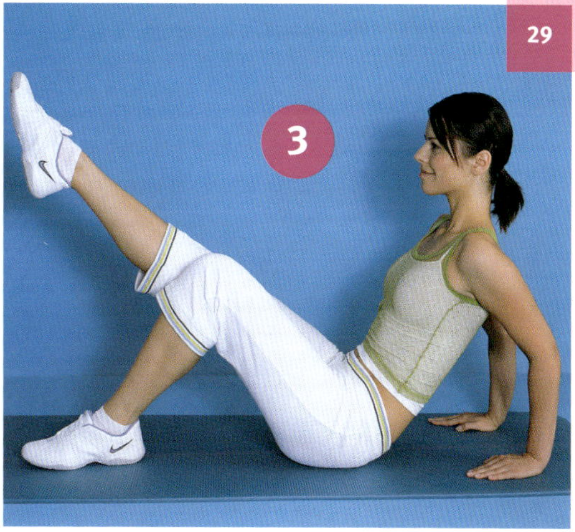

❸ Quadriceps fémoral

➔ Asseyez-vous sur le sol ou sur un tapis de gymnastique. Prenez appui sur les deux mains placées derrière le dos. Serrez les jambes et fléchissez-les en posant les pieds à plat au sol.

➔ Tendez maintenant lentement une jambe en avant. Les genoux doivent se trouver à la même hauteur.

Pensez à garder le dos bien droit pendant l'exercice. Veillez également à ne pas contracter les épaules.

➔ Les confirmées peuvent effectuer l'exercice en levant les deux jambes en même temps. Il importe, dans ce cas, de garder les jambes parallèles.

20 répétitions de chaque côté.

3 CONSEILS IMPORTANTS POUR DE BELLES JAMBES

› **Un massage roulé quotidien pour lutter contre la cellulite** : avec les deux mains, saisissez un morceau de peau entre le pouce et l'index et repoussez-le d'environ un centimètre vers le haut. Saisissez un autre morceau de peau en remontant le long de la cuisse depuis les genoux.

› **Les crèmes spéciales pour les jambes** stimulent le métabolisme cellulaire, le flux lymphatique et l'irrigation sanguine. Les substances actives les plus efficaces sont le lierre, le marronnier d'Inde, le petit houx, la caféine, le guarana et le silicium. **Les enveloppements d'algues** humidifient la peau et stimulent le métabolisme. Mélangez de la poudre d'algues avec de l'eau. Badigeonnez les jambes avec ce mélange, puis couvrez celles-ci de film alimentaire. Douchez-vous à l'eau tiède au bout de 30 minutes.

› **Sauna et bain de vapeur** : l'alternance du chaud et du froid a une action positive sur les tissus et la cellulite. Le renforcement de l'irrigation préside à un meilleur métabolisme des tissus. Les toxines sont alors beaucoup mieux éliminées par les pores de la peau.

ENTRAÎNEMENT DES JAMBES AVEC UNE BANDE EN LATEX

Vous trouverez des bandes en latex de différentes marques dans de nombreux magasins de sport. Elles sont de résistances et de longueurs variables et permettent de bien échauffer les muscles.

Contre la résistance

L'entraînement vise à lutter contre la résistance de la bande en latex. Celle-ci rend les exercices plus difficiles et augmente leur efficacité.

Bien pratiquer

› Ces exercices sont conçus pour celles qui préfèrent s'entraîner avec des « appareils ». Ils proposent une alternative aux précédents exercices pour les jambes.

› Disposez la bande de manière à ce qu'elle soit légèrement tendue.

› Ne perdez pas confiance en vous, si vous ne parvenez pas immédiatement à faire le nombre de répétitions proposé. Persévérez ! Vous y parviendrez au bout de quelques semaines, et votre silhouette témoignera des résultats.

Monter lentement avec la bande en latex adaptée

› Les débutantes commencent par utiliser une bande en latex souple. Entraînez-vous au moins deux fois par semaine.

› Si vous passez au niveau supérieur, faites 3 séries de 12 à 20 répétitions.

› Les confirmées commencent aussi avec une bande souple :
2 séries de 20 répétitions. Puis passez à
3 séries de 24 répétitions.

› Utilisez ensuite une bande en latex plus résistante.

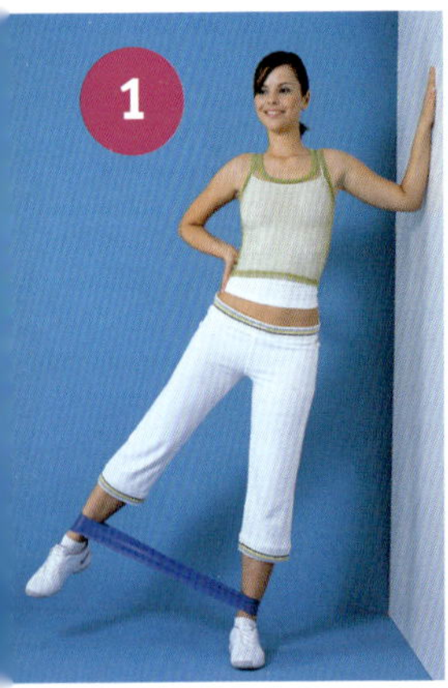

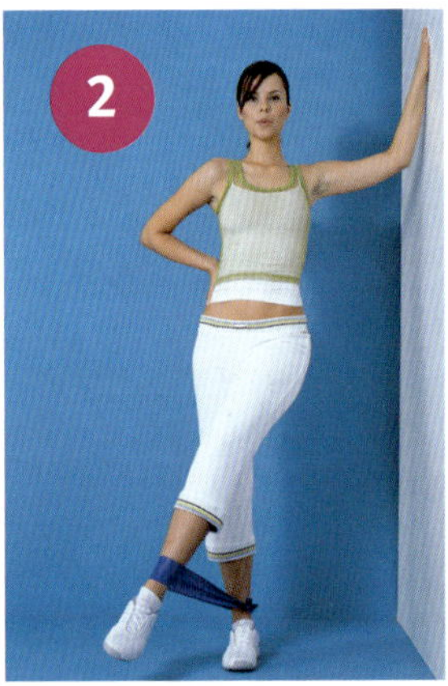

❶ Lever de jambe vers l'extérieur

Correspond à l'exercice des abducteurs de la page 24.

➔ Tenez-vous debout, les jambes fléchies et écartées de la largeur des hanches. Pour garder l'équilibre, prenez appui sur la main gauche à plat contre un mur.

➔ Passez la bande nouée aux extrémités autour des chevilles. Levez la jambe droite sur le côté en luttant contre la résistance de la bande.

12 répétitions, 2 séries de chaque côté.

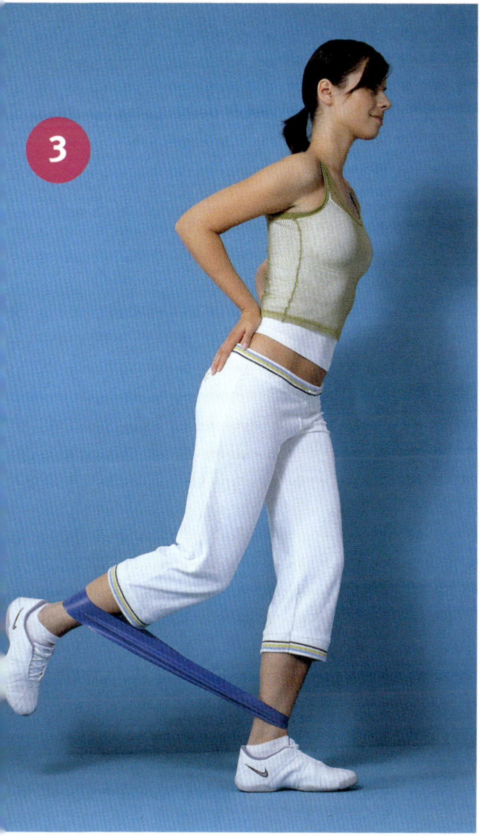

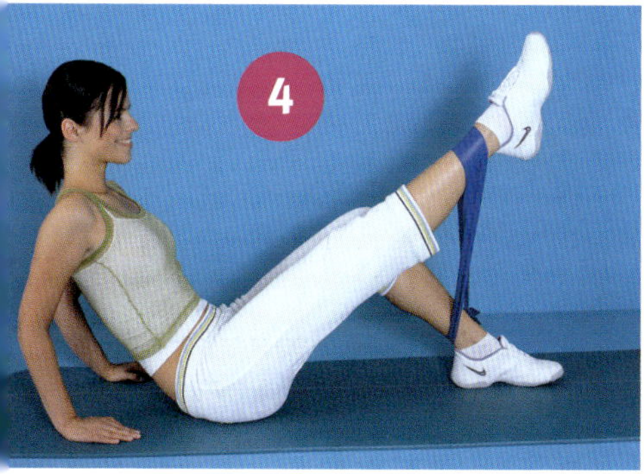

❷ Lever de jambe vers l'intérieur

Correspond à l'exercice des adducteurs de la page 24.

➔ Pour faire travailler la face interne des cuisses (adducteurs), adoptez la position de départ précédente.

➔ Cette fois, levez la jambe droite devant la jambe gauche en orientant le talon vers l'intérieur. Fléchissez légèrement le pied. Luttez de nouveau consciemment contre la résistance de la bande en expirant bien.

12 répétitions, 2 séries de chaque côté.

❸ L'arrière des cuisses

Correspond à l'exercice de la page 26.

➔ Tenez-vous debout, les jambes écartées de la largeur des hanches, les mains sur les hanches. Passez la bande en latex autour des chevilles et tendez-la.

➔ Tendez la jambe droite en arrière jusqu'à ce qu'elle soit parallèle au sol, puis relâchez. Contrôlez votre posture dans le miroir : le pied levé doit disparaître derrière le genou pour éviter une rotation de ce dernier.

12 répétitions, 2 séries de chaque côté.

❹ L'avant des cuisses

Correspond à l'exercice en position assise de la page 29.

➔ Prenez appui sur les mains derrière le dos à plat au sol. Posez les pieds au sol. Passez la bande autour des chevilles.

➔ Tendez, puis fléchissez la jambe droite lentement et régulièrement.

Les genoux sont à la même hauteur et le dos reste droit. La bande en latex doit être bien tendue.

12 répétitions, 2 séries de chaque côté.

COUREZ POUR REMÉDIER À VOS PROBLÈMES DE LIGNE !

Pour affiner le corps, les exercices permettant de brûler les graisses ne suffisent pas. Il vous faut également stimuler le métabolisme des graisses en faisant un sport d'endurance. Le jogging, la natation et le vélo sont des sports idéaux.

Entraînement en aérobie

Autrefois, on pensait à tort que plus on s'épuisait, plus on brûlait de graisses. En réalité, pour brûler des graisses, l'organisme a besoin d'une quantité d'oxygène suffisante. Or il ne peut en emmagasiner que si l'activité physique est modérée. Il faut donc pratiquer un entraînement aérobie (du grec aer = oxygène). Si nous montons l'escalier à bout de souffle, on parle d'effort anaérobie. L'organisme est alors en manque d'oxygène et pioche dans ses réserves de glucose au lieu de brûler des graisses.

La marche rapide est idéale

Pour affiner votre silhouette, pratiquez un sport d'endurance. Vous activerez ainsi votre métabolisme et vous solliciterez les muscles des cuisses, des hanches et du bassin. La marche rapide est un sport idéal. Elle fait mieux disparaître les rondeurs que le jogging et ménage davantage les articulations.

Bien pratiquer

L'entraînement idéal pour la silhouette :

› Des exercices de gymnastique une à deux fois par semaine.

› Au moins 30 minutes de marche deux à trois fois par semaine. Cela afin de permettre à l'organisme de puiser dans ses réserves de graisses et de les transformer en muscles.

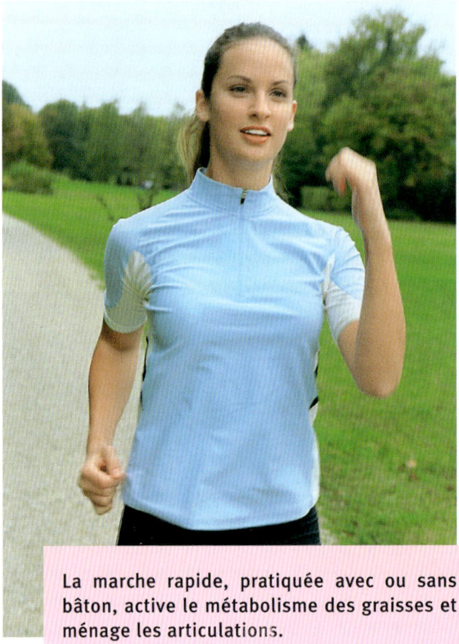

La marche rapide, pratiquée avec ou sans bâton, active le métabolisme des graisses et ménage les articulations.

SUIS-JE TROP GROSSE ?

Mesurer son tour de taille peut déprimer tout autant que se peser tous les jours, et n'en dit pas long sur le corps (voir page 45). Si vous voulez en savoir plus, demandez à un médecin du sport ou à un entraîneur de vous faire une analyse des graisses.

Avec un impédancemètre ou en calculant l'épaisseur des plis de la peau avec une pince spéciale, vous pourrez connaître assez précisément votre pourcentage de graisse et votre excès de poids. Chez les femmes, le pourcentage de graisse doit être d'environ 25 % et chez les hommes d'environ 18 %.

La bonne technique de marche

› La marche rapide s'apprend vite. Il suffit d'effectuer de grands pas rapides en déroulant les pieds depuis le talon jusqu'aux orteils.

› On reconnaît une professionnelle à la tenue de la tête et des bras : elle balance les bras fléchis plus fort que lors de la marche normale. Le menton n'est pas orienté vers l'avant, mais légèrement incliné vers le sternum.

Bien marcher

Nous savons que le corps élimine les graisses quand il pratique un sport en zone aérobie. Mais comment sait-on que l'on a atteint l'intensité optimale ?

› La règle de base est la suivante : quand on pratique un sport d'endurance, on devrait pouvoir discuter sans être hors d'haleine. Il est préférable de se baser sur sa propre fréquence cardiaque, et plus précisément sur la pulsation du pouls.

› La formule est simple : « 220 moins votre âge » ce qui donne la fréquence cardiaque maximale (FCM) que vous devez atteindre lors de l'entraînement. Pour stimuler au mieux le métabolisme des graisses, vous devez vous entraîner à environ 65 % de la fréquence cardiaque maximale. Toutefois, cette formule n'est pas toujours adaptée, car elle ne tient pas compte de la condition physique individuelle.

› Pour être le plus précis possible, il convient d'utiliser un cardiofréquencemètre (magasin de sport, à partir de 40 euros) : un émetteur est intégré dans une ceinture élastique que l'on attache autour du buste pendant l'entraînement. Cet émetteur enregistre les signaux du cœur et envoie les informations à une montre attachée autour du poignet. La montre calcule votre pouls idéal pendant l'entraînement et vous communique les battements cardiaques par minute.

La tenue

Des vêtements de sport confortables ou une tenue de jogging suffisent. Les chaussures doivent avoir une bonne assise du pied et une semelle élevée. Une paire de chaussures de bonne qualité soutient bien le pied et corrige les défauts. Les chaussures de marche ont généralement un talon plat et biseauté qui sert d'amortisseur.

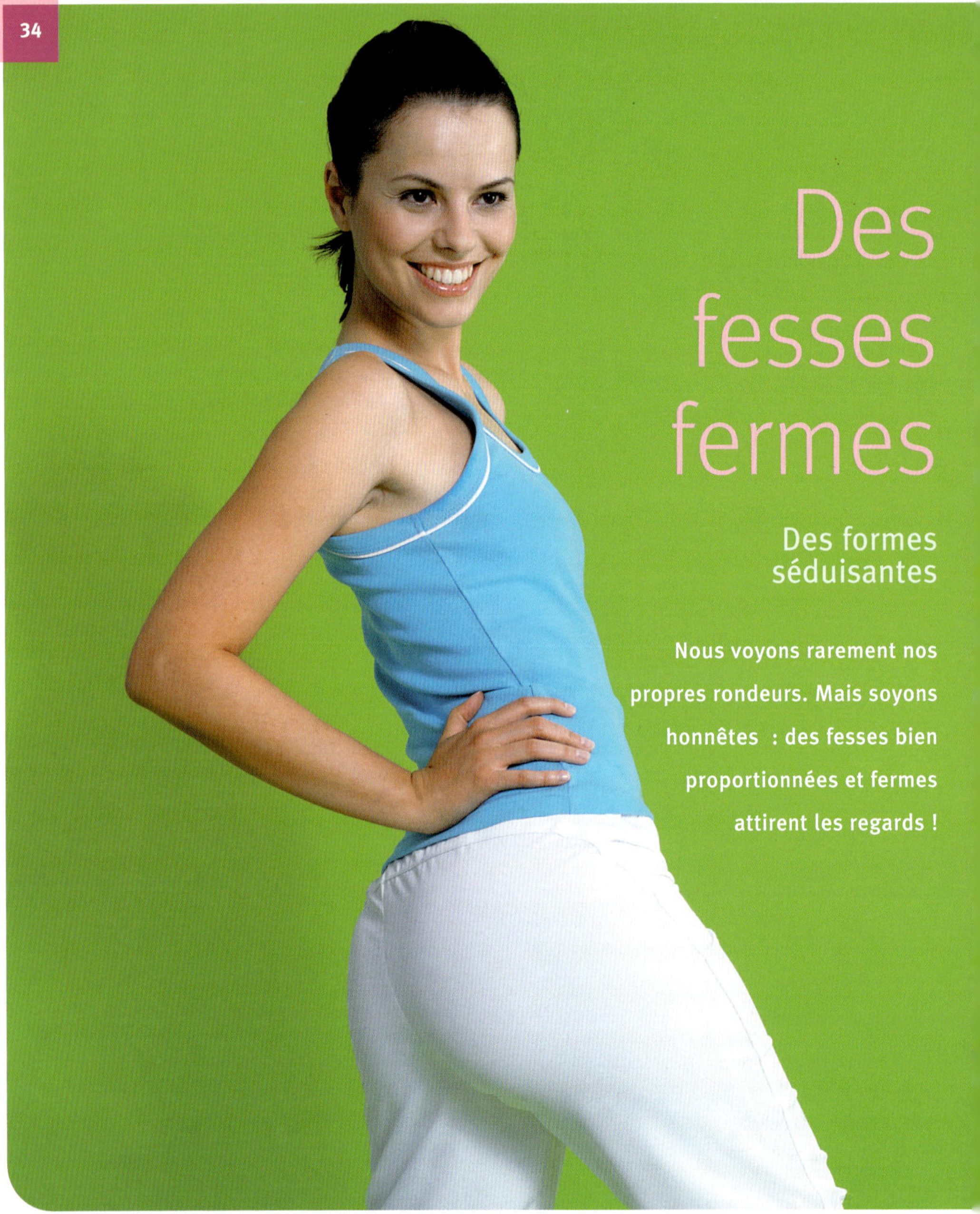

Des fesses fermes

Des formes séduisantes

Nous voyons rarement nos propres rondeurs. Mais soyons honnêtes : des fesses bien proportionnées et fermes attirent les regards !

DES FESSES FERMES ET REBONDIES

Les fesses de la femme ne restent pas fermes et dures sans rien faire, car elles sont constituées de tissus graisseux abondants et mal irrigués. En outre, le tissu conjonctif est mou et extensible en raison de la disposition parallèle des fibres (page 21). Si, en cas d'excès de poids, les cellules graisseuses gonflent, les fesses présentent de la cellulite. Pourtant, ces couches de graisses plus ou moins épaisses dissimulent les plus grands muscles du corps. Si on les fait travailler de manière adaptée, un fessier rebondi remplacera bien vite des fesses tombantes.

Se muscler les fesses

Les muscles fessiers ne sont pas difficiles à faire travailler. Une simple promenade peut être efficace.

› Toutefois, il ne suffit pas d'une promenade d'agrément, mais d'une marche rapide. Faites de bons pas avec entrain en contractant les fessiers.

› Marchez dès que vous le pouvez. Le fait de monter des escaliers raffermit les tissus. Ne vous en privez pas et oubliez l'ascenseur et les escaliers roulants.

› Vous pouvez entraîner les fessiers partout et à tout moment à l'insu du regard des autres avec un exercice isométrique simple : contractez les muscles fessiers sans modifier le rythme de la respiration. Maintenez la posture quelques secondes.

Un entraînement adapté

Que vos fesses soient en forme de pomme ou de poire, rondes ou plates, vous ne pouvez véritablement modifier leur forme, car elle est génétique. Si votre bassin est large, vous aurez difficilement de petites fesses rondes. Les cures d'amaigrissement ne servent à rien parce qu'elles sollicitent en excès les fibres élastiques du tissu conjonctif. Mais un entraînement adapté permet à la fois d'éliminer les graisses et de raffermir les tissus.

CE QUI NUIT AU TISSU CONJONCTIF

› **L'excès de soleil est ce qu'il y a de plus nocif.** Les rayons UV favorisent la production de radicaux libres. Ces molécules tueuses provoquent généralement des dommages irréversibles sur le tissu conjonctif. Protégez votre peau avec des crèmes à indice élevé.

› Les grandes fumeuses peuvent faire de la prévention. Il leur faut deux fois plus de vitamine C que les non-fumeuses. La nicotine libère des radicaux libres en masse et prive le corps de vitamine C, laquelle participe à la production des fibres de collagène dans le tissu conjonctif.

LES MUSCLES FESSIERS

Un trio de choc pour de belles rondeurs

Les trois muscles fessiers s'insèrent à proximité de la fente des fesses. On distingue le petit, le moyen et le grand fessier. Ce dernier donne sa forme aux fesses et c'est le plus vigoureux extenseur de l'articulation de la hanche. De même que les muscles grands droits, le grand fessier influe sur la posture du bassin.
Le petit et le moyen fessiers participent à tous les mouvements des cuisses, excepté ceux qui les ramènent vers l'intérieur. Ils sont extrêmement importants pour la stabilisation de l'articulation de la hanche, dès qu'un pied entre en contact avec le sol, et ils empêchent le corps de pencher sur le côté. Il importe donc de faire travailler ces muscles, et pas seulement pour des raisons esthétiques.
Faites 10 minutes d'exercice tous les deux jours.

❶ Lever de bassin

➔ Allongez-vous sur le dos. La tête est posée sur le sol pendant tout l'exercice. Allongez les bras le long du corps et fléchissez les jambes.
➔ Levez le bassin de sorte que les cuisses et le buste soient alignés. Contractez bien les fessiers et comptez jusqu'à dix. Relâchez doucement.
Commencez par 2 séries de 20 répétitions.

❷ Lever de bassin pour les confirmées

Si l'exercice précédent vous paraît trop simple, faites celui-ci :
➔ Allongez-vous sur le dos et ramenez les bras le long du corps, paumes tournées vers le sol. Fléchissez les jambes.
➔ Levez la jambe gauche à la verticale, pointe du pied tournée vers le plafond. Levez le bassin et contractez les fessiers. Ne basculez pas le bassin. La cuisse droite et le buste doivent être alignés.
Maintenez la posture 10 secondes, puis relâchez doucement.
20 répétitions, 2 séries de chaque côté.

À RETENIR

- **Respirez convenablement pendant l'exercice** : expirez vigoureusement l'air avec le ventre quand vous contractez et inspirez l'air dans vos poumons jusque dans le ventre quand vous relâchez.
- Les mouvements seront d'autant plus efficaces que vous les effectuerez **lentement et de manière concentrée.** Ne prenez jamais d'élan !
- Lors des exercices nécessitant d'être couchée sur le ventre ou en position à quatre pattes, ne levez pas trop haut la jambe « active ». Vous risquez de trop solliciter votre colonne vertébrale.

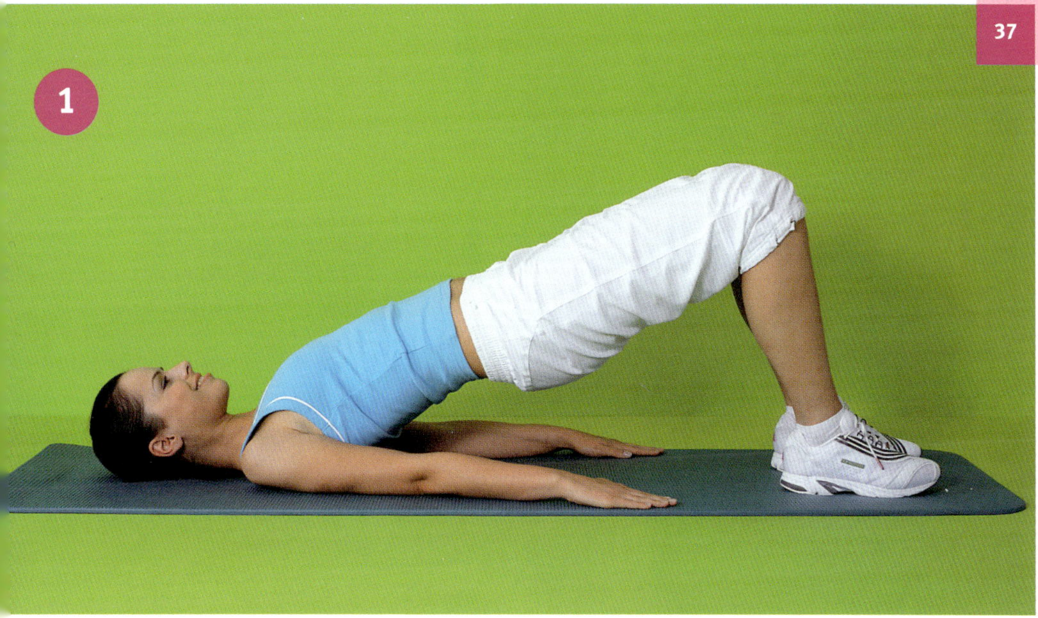

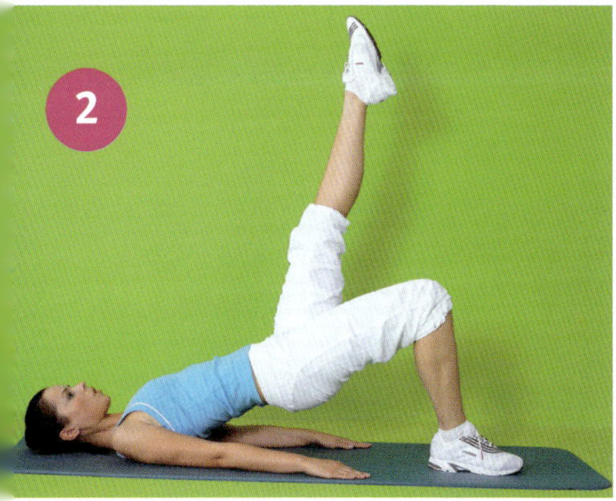

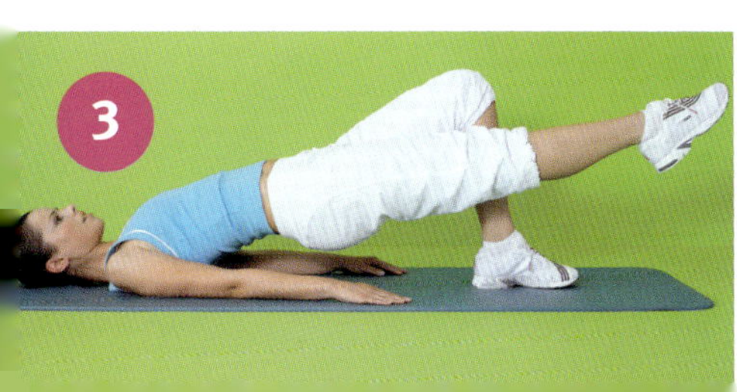

❸ Jambe tendue vers l'avant pour les confirmées

Cet exercice est également assez exigeant :

➔ Allongez-vous sur le dos en fléchissant une jambe. Tendez l'autre en la levant légèrement. Maintenez-la exactement à cette hauteur. Le buste et la jambe tendue sont alignés.

➔ Levez maintenant le bassin sans basculer les hanches. Contractez bien les fessiers. Maintenez la posture 10 secondes, puis relâchez doucement.

15 répétitions, 2 séries.

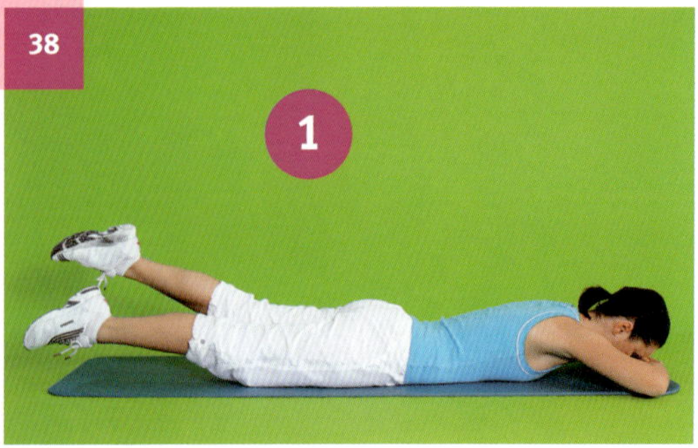

❶ Exercice en position sur le ventre

➔ Allongez-vous détendue sur le ventre. Le front repose sur les bras croisés et la nuque reste droite. Les jambes sont tendues. Pour éviter la cambrure, glissez une serviette roulée sous les hanches.

➔ Levez doucement une jambe tendue, puis abaissez-la avant de lever l'autre. En s'abaissant, la pointe du pied doit effleurer le sol, puis remonter aussitôt. Vous maintiendrez ainsi l'effort.

10 répétitions, 2 séries de chaque côté.

❷ Fléchissement devant la porte

➔ Tenez-vous debout devant une porte en la plaçant entre vos jambes écartées de la largeur des hanches. Tenez fermement la poignée. Tendez les bras et laissez aller le buste vers l'arrière en le gardant bien droit. Le poids du corps bascule derrière les talons.

➔ Baissez le bassin, comme si vous vouliez vous asseoir sur une chaise.

➔ Redressez-vous lentement, puis recommencez le mouvement.

12 répétitions, 2 séries.

❸ Position à quatre pattes

➔ Agenouillez-vous sur le sol en prenant appui sur vos mains. Les bras sont légèrement fléchis. Tendez une jambe vers l'arrière et fléchissez-la à 90°. Le dos bien droit est aligné avec la tête. Le poids du corps repose sur les deux bras.

➔ Levez lentement et de manière concentrée la jambe fléchie vers le haut, jusqu'à ce que le genou se trouve à la même hauteur que le bassin. La force vous vient des fessiers.

➔ Baissez la jambe sans la poser au sol, puis recommencez le mouvement.

10 répétitions, 2 séries de chaque côté.

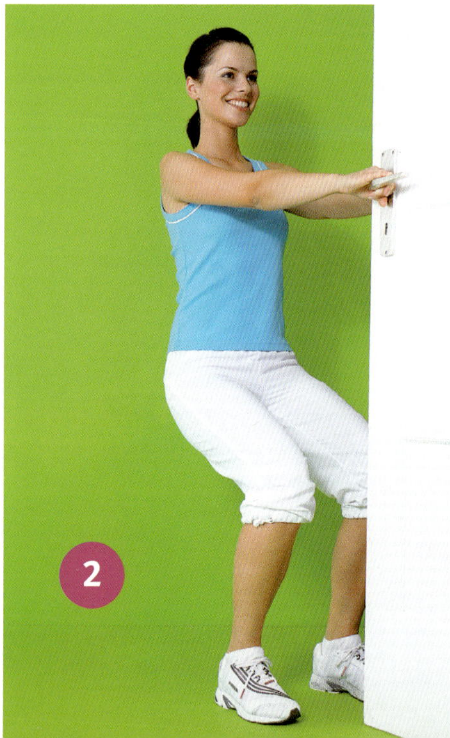

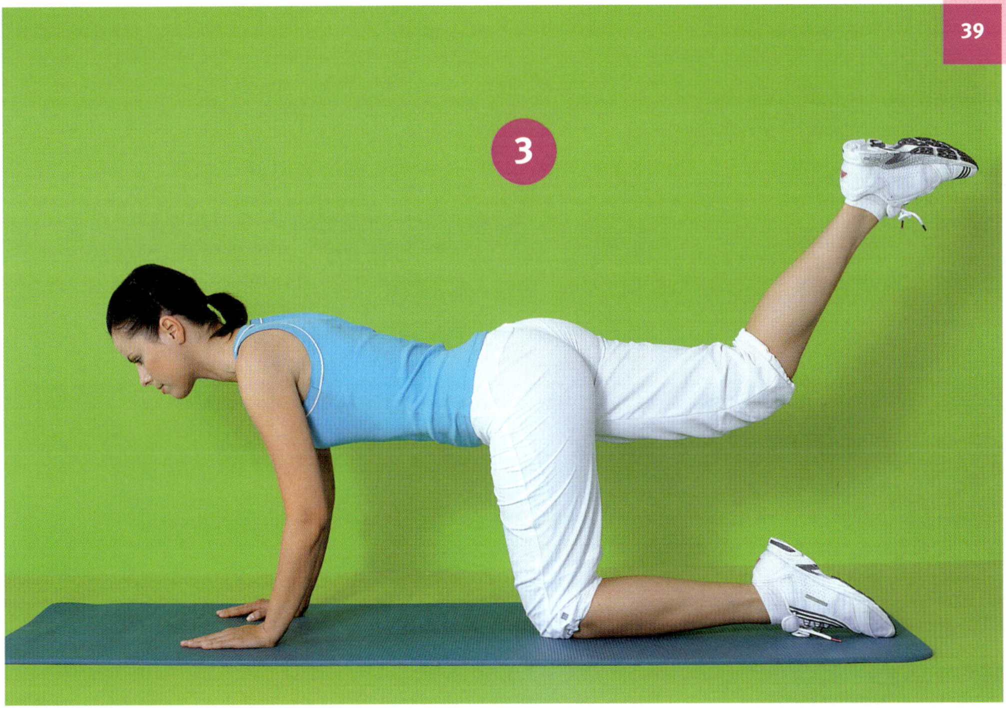

3 CONSEILS IMPORTANTS POUR DES FESSES FERMES

› **Pour une peau ferme et lisse :** mélangez du gros sel avec un peu d'huile de massage jusqu'à obtention d'une pâte crémeuse. Badigeonnez-en les fesses avec les mains en effectuant des mouvements circulaires, puis douchez-vous.

› **Un massage pour combattre la peau d'orange :** placez l'index et le majeur à l'horizontale sous les fesses. Massez en remontant le long de la fente, puis recommencez juste à côté. Massez ainsi les fesses jusqu'aux hanches, puis recommencez. Faites ce massage une fois par jour.

› **Les huiles vitaminées aux agrumes** ont un effet lissant. Appliquez-en une fois par jour sur la peau humide après la douche. Certains produits anticellulite peuvent raffermir la peau en améliorant son irrigation. Toutefois, les crèmes seules ne peuvent pas faire disparaître la peau d'orange.

ENTRAÎNEMENT DES FESSIERS AVEC UNE BANDE EN LATEX

Vous pouvez également employer la bande en latex (page 30) pour intensifier les exercices. De plus, elle est tellement petite qu'elle est facilement transportable, vous permettant alors de l'utiliser à tout moment. Pour varier les exercices, vous pouvez utiliser la bande un jour sur deux. Par ailleurs, n'hésitez pas à l'enduire de talc (en vente en pharmacie) de temps en temps pour conserver son élasticité.

❶ Position à quatre pattes avec bande en latex

Cet exercice nécessite une bande de bonne longueur : une fois nouée, elle doit être ferme, mais complètement tendue du sol à la taille.

→ Adoptez la position à quatre pattes en gardant le dos bien droit. Les bras sont tendus. Prenez appui sur vos poings. Placez un pied dans la bande nouée. Tenez-en l'extrémité dans la main du même côté.

→ Tendez la jambe vers l'arrière, de manière à ce que la pointe du pied effleure le sol. En fléchissant le pied, levez cette jambe jusqu'à ce qu'elle soit alignée avec le dos.
Contractez bien les fessiers et maintenez la posture quelques secondes.
Ramenez lentement la jambe en position de départ, puis changez de côté.

8 répétitions, 2 séries de chaque côté.

❷ Contracter les fessiers en position debout

→ Tenez-vous debout en écartant les jambes de la largeur des hanches. Placez les mains sur les hanches. Disposez une bande nouée autour des chevilles de sorte qu'elle soit tendue. Contractez les fessiers et tendez une jambe vers l'arrière. Comptez jusqu'à dix, puis revenez en position de départ. Changez de jambe.

10 répétitions, 2 séries de chaque côté.

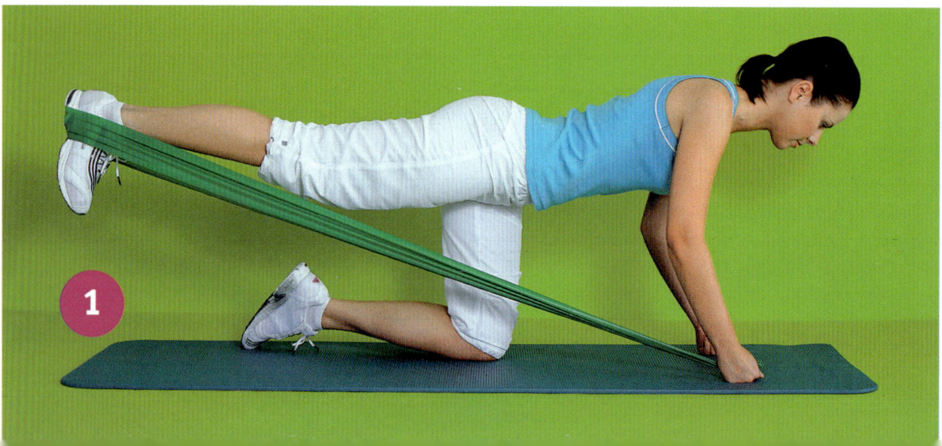

Stretching pour terminer

❸ Relaxation des fessiers

Cet exercice détend après l'entraînement :

➔ Allongez-vous sur le dos et ramenez les jambes fléchies au maximum vers le buste. Les mains tiennent les tibias et les pieds sont relâchés. Vous devez sentir un léger tiraillement au niveau des fessiers.

➔ Maintenez la posture environ 20 secondes en respirant calmement et régulièrement. Reprenez l'exercice après une courte pause.

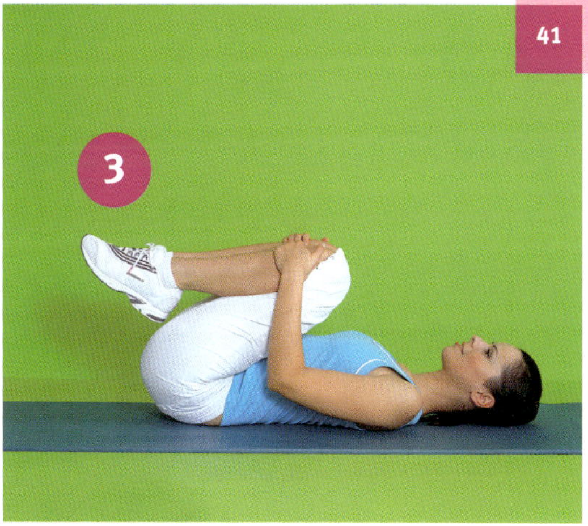

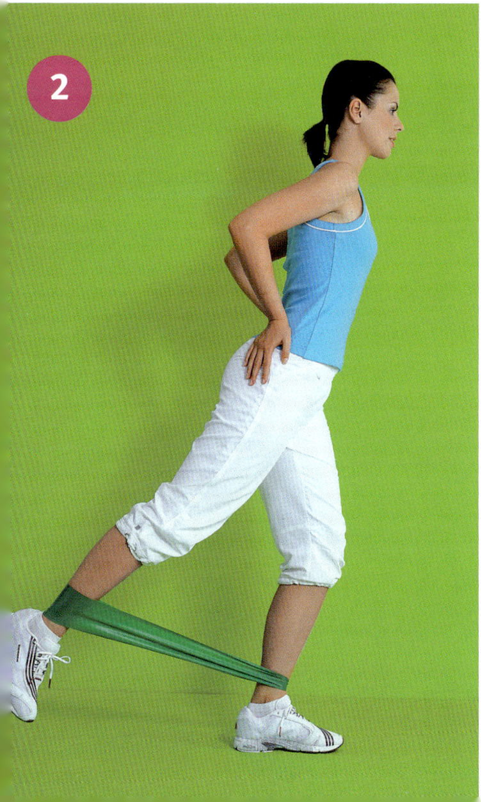

D'OÙ VIENNENT LES COURBATURES ?

Des muscles douloureux après l'entraînement ne prouvent pas que vous avez travaillé efficacement. **Les courbatures** résultent de minuscules déchirements de fibres musculaires, provoqués par une activité physique inhabituelle. Elles apparaissent souvent plusieurs heures après et doivent avoir disparu au plus tard trois jours après.

Celles qui ne sont pas entraînées souffriront certainement au début de légères courbatures. Au bout de deux semaines d'entraînement régulier, vous ne devriez plus en avoir.

› Important : n'augmentez pas trop vite le nombre des exercices !

› **Les exercices de stretching** (page 22) préviennent les courbatures !

› Après un entraînement astreignant, **le bain a des vertus apaisantes.**

ENTRAÎNEMENT EN SALLE DE MUSCULATION

Peu importe que vous vous entraîniez à la maison ou dans une salle de musculation : le résultat est le même. Sachez que la régularité et la persévérance sont essentielles. L'entraînement avec des appareils de musculation en salle convient à toutes celles qui apprécient la technique et que la présence d'autrui motive.

Le plaisir est important

Vous persévérez plus facilement…

› Si vous choisissez un entraînement qui vous procure du plaisir.

› Si vous planifiez bien dans votre quotidien les moments passés en salle.

› Si vous donnez régulièrement rendez-vous à des ami(e)s pour vous entraîner ensemble.

› Si vous ne tombez pas dans la routine et que vous variez vos exercices.

Le plus important : le conseil individuel !

Il existe des appareils adaptés à chaque groupe musculaire, dont vous devez vous faire expliquer le fonctionnement par un entraîneur compétent. Questionnez-le sur la fréquence d'utilisation et la charge à utiliser dans votre cas individuel.

Il n'y a pas d'exercices particuliers pour les abdominaux à faire avec les appareils, mais pour les jambes et les fessiers, le choix est grand.

Voici les principaux exercices que vous pourrez effectuer avec les appareils dans n'importe quelle salle de musculation.

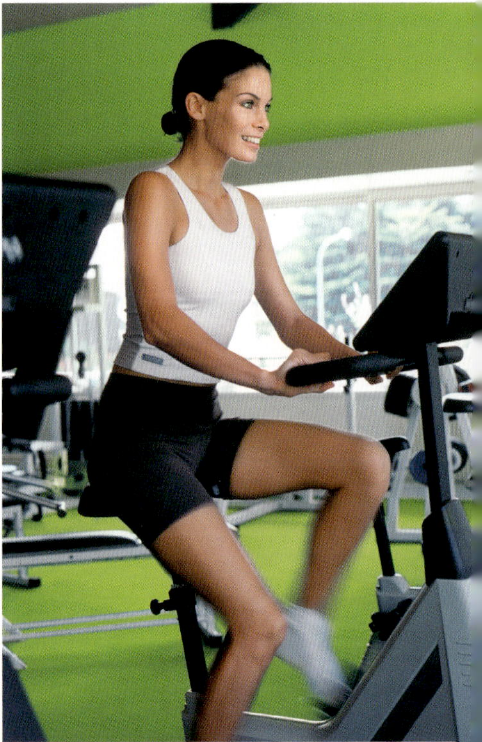

Un sport d'endurance est un bon complément à la musculation en salle.

Musculation des cuisses

Quadriceps fémoral

› Asseyez-vous sur le « leg lever » et saisissez les poignées.
› Levez le boudin vers le haut avec les deux jambes en expirant.
Relâchez doucement en expirant.

Biceps fémoral

› Allongez-vous sur le ventre sur le banc de musculation.
› Ramenez le boudin avec les talons en direction du bassin. Expirez.
› Inspirez en laissant descendre le boudin sans le lâcher.

Intérieur des cuisses

› Sur l'appareil destiné aux adducteurs, écartez puis fermez doucement et vigoureusement les cuisses en pressant les deux boudins avec les genoux.
Expirez en contractant les muscles (fermeture des cuisses) et inspirez en relâchant (ouverture des cuisses).

Extérieur des cuisses

› Sur l'appareil destiné aux abducteurs, expirez et écartez les cuisses en repoussant les deux boudins vers l'extérieur.
Ouvrez les cuisses le plus largement possible, puis refermez-les lentement en inspirant.

L'ENTRAÎNEMENT EN SALLE DE MUSCULATION

Pour être efficace, **entraînez-vous deux à trois fois par semaine** sur les appareils de musculation. Faites une pause de 48 heures afin de laisser le temps à vos muscles de se régénérer. Il est très important que **les charges et les répétitions** vous soient individuellement adaptées. Demandez conseil régulièrement pour que vos progrès soient pris en compte.

› **Commencez par vous entraîner avec des charges légères** en faisant davantage de répétitions.

› **Deux séries de 20 répétitions sont idéales.**
Faites une petite pause entre chaque type d'exercice.
Si vous voulez intensifier l'entraînement ultérieurement, demandez conseil. Il faut **savoir qu'il est préférable d'augmenter les répétitions plutôt que les charges !**

› Ne vous entraînez jamais avec des muscles froids. Échauffez-vous d'abord en faisant des exercices d'étirement (page 22) ou du cardiotraining (sur le vélo, le rameur, le step ou sur le crosstraineur).

Musculation des fessiers

Raffermir les fessiers en position debout

› Sur le « hip extension », l'avant du buste est placé contre un coussinet. Saisissez les poignées devant. Contractez bien les fessiers et les abdominaux pendant l'exercice.

› Avec l'arrière des cuisses, levez le plus haut possible le boudin dans un mouvement lent et régulier. Fléchissez légèrement la jambe.

Presse à cuisses en position assise

› Pour que le dos reste bien droit et soit soulagé, asseyez-vous ou allongez-vous sur la presse à cuisses sur un siège au dossier légèrement incliné.

› Avec les jambes, sans jamais les tendre complètement, repoussez les charges au-dessus de la plate-forme.

› Relâchez sans ramener complètement les jambes vers le corps.

Adoptez un rythme harmonieux et ne prenez pas d'élan. Pensez à expirer et à inspirer.

Vélo couché

› Cet appareil appelé vélo assis ressemble à un vélo couché. La position allongée empêche d'adopter de mauvaises postures pendant l'entraînement et soulage le dos.

› Pendant que le dos repose bien droit et sans cambrer sur un coussinet incliné, pédalez comme si vous faisiez du vélo.

BUVEZ BEAUCOUP PENDANT L'ENTRAÎNEMENT, MÊME SANS AVOIR SOIF !

Il est indispensable de boire suffisamment pendant l'entraînement. N'attendez pas d'avoir la bouche complètement sèche pour saisir la bouteille. Le fait de boire permet de compenser l'élimination par la transpiration et de préserver ses facultés.

› Il est recommandé de boire **un demi-litre d'eau** deux heures avant l'entraînement.

› Pendant l'entraînement, prévoyez une bouteille d'eau incassable. Les boissons isotoniques destinées aux sportifs apaisent également bien la soif. Évitez les colas, les limonades et les thés glacés en boîte, car ils contiennent trop de sucre et éliminent l'eau de l'organisme au lieu de la stocker.

› Après l'entraînement, offrez-vous une **boisson énergétique :**

› Mixez 100 g de kéfir, le jus d'une orange et un peu de poudre de vanille (100 calories).

› Mixez 150 g de carottes râpées avec 30 cl de jus de légumes, 1 cuil. à café d'huile de germe de blé et ½ bouquet de persil (150 calories).

Bien dans sa peau

Je peux rester comme je suis...

Comme dans l'art et dans la mode, il n'existe pas d'idéal de beauté strictement défini en matière de silhouette. Les tendances sont fluctuantes. Toutefois, chaque corps est doté d'une structure de base qui est ancrée dans les gènes. L'objectif de cet ouvrage est également de vous apprendre à faire au mieux avec ce que la nature vous a donné. Regardez-vous dans le miroir et comptez toutes vos qualités : de beaux cheveux, un regard pétillant, un dos harmonieux... Car il est beaucoup plus important de vous sentir bien dans votre peau que d'avoir une taille mannequin.

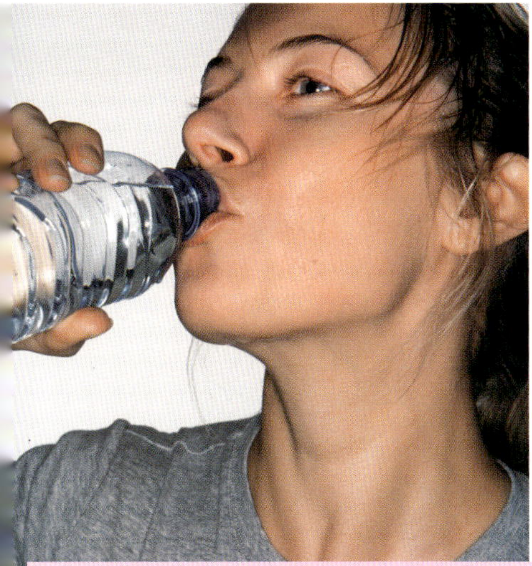

Ayez toujours pendant l'entraînement une bouteille d'eau incassable. Et buvez, buvez, buvez...

D'ailleurs, les nutritionnistes ne parlent plus de « poids idéal », mais de « poids de bien-être ».

Pour se sentir bien

Seules celles qui sont à l'aise dans leurs corps sont vraiment attractives et ont une certaine aura. Or cette beauté ne se calcule ni en centimètres ni en kilos.
Ce n'est pas parce que votre corps n'est pas, selon vous, « bâti » idéalement qu'il faut vous résigner. Tant mieux si la balance apporte de bonnes nouvelles, mais cela ne fait pas tout.
Si vous voulez accroître votre bien-être, faites des exercices de gymnastique, surveillez votre alimentation, et soignez votre peau ! Disciplinez-vous et pensez également à faire quelques exercices de relaxation.

Avec le corps et non contre lui

Acceptez les limites de votre corps et tenez-en compte. L'objectif n'est pas d'atteindre un idéal de beauté en s'opposant à soi-même. Bien au contraire ! Si vous parvenez à surmonter votre paresse, vous gagnerez en un rien de temps une nouvelle conscience de vous-même.

CHEZ LE MÊME ÉDITEUR

Clémenceau J.-P., Delavier F. – *Fitness*

Grillparzer M. – *Brûleurs de graisse*

Grillparzer M. – *Maigrir sans avoir faim : la soupe magique*

Grillparzer M. – *La soupe magique : le livre culte*

Grillparzer M. – *Régime low carb : réduire les glucides*

Hamm M., Bohlmann F. – *Le régime idéal*

Hederer M. – *Courir pour maigrir*

Hofmann I. – *Rester mince après 40 ans*

Holdau F. – *Régime et exercices pour une silhouette de rêve*

Jeanmaire T. M. – *Réveil musculaire*

Kuhnert C. – *Avoir un corps superbe grâce à la méthode Pilates*

Kunz M. – *Maigrir sans se priver avec le régime volumétrique*

Müller S.-D. – *Régime turbo sans risques*

Müller S.-D. – *Régime bikini*

Pospisil E. – *Le régime méditerranéen*

Rigelin P. – *Stretching*

Rüdiger M. – *La marche rapide*

Sabnis N. S., Kühn-Sabnis G. – *Mincir en douceur grâce à l'ayurveda*

Schmauderer A. – *Gymnastique de la colonne vertébrale*

Tschirner Th. – *Ventre, bras, poitrine*

Wade J. – *Brûler les graisses*

Index

À propos de l'auteur

Margit Rüdiger est, depuis de nombreuses années, journaliste et auteur dans les domaines de la santé et de la remise en forme. Elle écrit notamment pour des magazines tels que *Vogue*, *Elle* ou *InStyle*. Elle a déjà publié plusieurs guides pratiques sur la beauté et fait régulièrement de la musculation.

Avertissement

Les conseils, informations et enseignements contenus dans le présent ouvrage sont le fruit de l'expérience de l'auteur, et ils ont tous été soigneusement mis en pratique et vérifiés. Toutefois, toute forme d'exercice présente certains risques. L'auteur et l'éditeur avertissent qu'il appartient au lecteur de prendre ses responsabilités en matière de sécurité et de connaissance de ses limites. Avant de commencer les programmes et exercices de cet ouvrage, veillez à ce que votre équipement soit en bon état, et ne prenez aucun risque qui relèverait d'un niveau d'expérience, d'aptitude, d'entraînement ou de forme physique supérieurs aux vôtres. Comme pour toute forme d'exercice, il est conseillé d'avoir l'aval de son médecin avant de commencer.

Crédits photographiques

Photographies : Tom Rochs
Stylisme : Susa Lichtenstein

Sauf :
GU-Archiv : page 7 (J. Rockers) ; page 32 (L. Lenz).
Gettyimages : pages 42, 45.
Jalag-Syndication : plat 4.

Pour leur aimable contribution à la réalisation des photographies, un grand merci à :

- Sport Scheck Munich
- USA Pro
- Adidas

Traduit de l'allemand par
Sabine Boccador

Principe de maquette :
independent Medien-Design,
Claudia Hautkappe
Adaptation et mise en page :
Facompo
Couverture : Emma Brante

ISBN : 978-2-7114-1926-5
Dépôt légal : janvier 2008
Achevé d'imprimer par Rotolito Lombarda en Italie.